NOTICE

SUR LA

SANTÉ DES AGES

SPÉCIALITÉ

DE LA

MÉDECINE ET DE LA CHIRURGIE

PAR LE

Docteur MACÉ

ANCIEN ÉLÈVE DES HOPITAUX DE PARIS, PENSIONNAIRE A AIGUEBELLE.

> Quand un ouvrage de philosophie peut faire
> découvrir un mal et en faire apercevoir les
> suites, on trouve en soi la vérité de ce qu'on lit,
> qui y était sans qu'on le sût, et on se sent
> porté à aimer celui qui nous l'a fait sentir,
> quoique la vérité n'offre pas d'agréments à tout
> le monde, car celui qui nous l'indique ne faisant
> pas montre de son bien mais du nôtre, le bien-
> fait nous le rend aimable.

MONTÉLIMAR.

IMP. ET LITH. BOURRON PÈRE ET FILS.

1856.

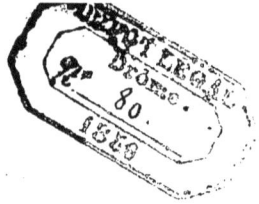

NOTICE

SUR LA

SANTÉ DES AGES.

SPÉCIALITÉ

DE LA

MÉDECINE ET DE LA CHIRURGIE

PAR LE

Docteur MACÉ

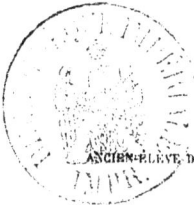

ANCIEN ÉLÈVE DES HOPITAUX DE PARIS, PENSIONNAIRE A AIGUEBELLE.

Quand un ouvrage de philosophie peut faire
découvrir un mal et en faire apercevoir les
suites, on trouve en soi la vérité de ce qu'on lit,
qui y était sans qu'on le sût, et on se sent
porté à aimer celui qui nous l'a fait sentir,
quoique la vérité n'offre pas d'agréments à tout
le monde, car celui qui nous l'indique ne faisant
pas montre de son bien mais du nôtre, le bienfait nous le rend aimable.

———◆◆◆———

MONTÉLIMAR.
IMP. ET LITH. BOURRON PÈRE ET FILS.
1856.

NOTICE

SANTÉ DES AGES.

SPÉCIALITÉ

DE

LA MÉDECINE ET DE LA CHIRURGIE.

—◦◇◦—

Si l'étude de la médecine et de la chirurgie doit s'accréditer par l'expérience, c'est en 1834 que nous partîmes de la grande Trappe après avoir été deux ans élève du P. Debreyne, et nous plaçant dans les hôpitaux de Paris au centre et à la source du vrai ; si la nature ne ment jamais, nous avons digéré la science des cliniciens ou des praticiens du premier ordre en restant attaché aux hôpitaux spéciaux pour la chirurgie comme pour la médecine, jusqu'en 1855.

Attaché à Aiguebelle comme pensionnaire et comme médecin, nous attendons qu'on nous invite à nous rendre auprès des malades, soit pour résoudre une

grave question de maladie, soit pour pratiquer une opération grave et indispensable : indispensable , car la
chirurgie doit être conservatrice , et si , comme disait
Lisfranc, elle est célèbre quand elle opère, elle est plus
célèbre encore quand elle vient à bout de guérir sans
opération et par les moyens médicamenteux. Cette pratique est celle de nos grands maîtres , et étant devenue
la nôtre , nous retranchons le moins possible , et nous
ne pratiquons jamais à la légère d'opérations qui ne
seraient pas nécessaires ou commandées par des besoins
urgents ou par des motifs de nature à compromettre
l'avenir d'un sujet. Dans ce cas-là, c'est la nécessité et
non l'abus; tel est l'esprit de la chirurgie que nous
exerçons et que nous invitons les malades à nous faire
exercer au loin comme auprès, soit en nous rendant
auprès d'eux , soit en les appelant près de nous et dans
un lieu où ils sont le plus à même de recevoir nos soins
journaliers.

On le sait , la chirurgie est non seulement devenue
une science et un art positifs par l'anatomie topogra-
phique qui montre les rapports des parties , mais, dans
les cas très-douloureux , cette science est allée jusqu'à
effacer la douleur sans qu'il en reste aucun sentiment,
et sans qu'il arrive , par l'administration prudente et
retenue des moyens anesthésiques, d'exposer à aucuns
graves accidents. Nous avons assez longtemps appris à
manier le chloroforme pour affirmer que son emploi fait
avec réserve et discernement, au lieu de déterminer des
accidents fâcheux pour les opérés, leur a au contraire épargné l'intensité trop marquée de la fièvre trau-
matique, en les gratifiant du bienfait et de l'immunité de
la douleur inhérente à l'opération.

Nous tenons à désabuser nombre de médecins de
campagnes prévenus contre cette liqueur engourdis-
sante, qui comme nous ne l'ont pas vue des milliers de
fois employée sans accidents aucuns, car s'il en est arrivé,
c'est qu'on a été inhabile à faire le discernement des cas
où elle peut être mise en usage.

On peut dire que la chirurgie a trouvé un puissant auxiliaire dans la liqueur asténisante.

Malgré cela, il ne faut pas en abuser; aussi ne l'accordons-nous pas à tous les sujets malades qui la réclament, car il y a des cas et des personnes auxquels il ne serait pas plus prudent de l'appliquer qu'il n'est prudent de faire un excès quand on se porte bien : c'est tout dire. Puisqu'il y a des constitutions réfractaires à certains excès, à certains genres de vie, à l'usage de certaines choses, de certains médicaments, de certains mets, de certains régimes, etc., pourquoi n'en serait-il pas de même pour l'agent merveilleux dont nous parlons? Il n'y a que les ignorants ou les impuissants qui cherchent à le discréditer parce qu'ils ne savent pas s'en servir. Combien de fois pour les mêmes raisons n'a-t-on pas critiqué les meilleures choses et les médiments les plus héroïques dont l'inexpérience n'avait su tirer aucun avantage?

Maintenons donc les bonnes choses, et sachons en faire la distinction par la pratique : l'expérience des grands hommes nous sert plus que la nôtre, allons y puiser nos souvenirs et nos inspirations. Le moyen d'obtenir leurs succès c'est de nous associer à leurs expériences après nous être emparé de leur esprit d'observation, en remarquant constamment comme eux la nature et les effets des remèdes.

Tout cela est dit à propos de la chirurgie. Cependant ce n'est pas d'elle que je dois parler dans cette notice extraite de la *Médecine des Ages*, ouvrage déjà écrit et que le temps qui a manqué à l'imprimeur nous a empêché de publier.

La médecine, du reste, est la base de la chirurgie. On peut bien être médecin sans être chirurgien, mais jamais être chirurgien sans être médecin. Cette association est tellement capitale qu'on ne pourrait jamais parer aux accidents de la chirurgie, si l'on ne connaissait pas la médecine à fond, et si l'on ne venait puiser là ses moyens thérapeutiques, chirurgicaux, ainsi que son diagnostic différentiel.

DES MALADIES EN GÉNÉRAL.

Il est acquis par l'expérience que de toutes les afflic-
tions qui assiègent l'humanité, les maladies, soit qu'on
les envisage dans leurs causes physiques, soit qu'on les
considère dans leurs causes morales, tiennent le premier rang et sont le lot universel de l'enfant au
berceau comme du viellard cheminant vers la tombe.

Car un âge apporte à un autre âge une influence
physiologique que la nature comprend, que la médecine
analyse et dont l'art sagement dirigé neutralise ou
perfectionne les tendances dans les circonstances données. Dans le conflit de ces deux suprèmes puissances,
de la vie et de la mort, nous avons cru qu'en mettant
en évidence la source des causes, nous pourrions, sinon
guérir au moins toujours atténuer les principes morbi-
fiques qui prédisposent aux maladies.

D'autres avant nous avaient signalé leurs efforts et
leur science dans cette même voie; mais, qui ne sait
qu'il en est des grandes œuvres du génie comme de la
nature elle-même, qu'on étudie, qu'on scrute, qu'on
admire depuis bien longtemps, et qui chaque jour
laisse deviner un nouveau secret, une nouvelle mer-
veille.

Sans doute, on rendrait plus de services aux hommes
en leur apprenant à se maintenir en santé qu'on ne leur
en rend en les guérissant, et le principe si connu : *prin-
cipiis obsta, etc.*, trouverait dès lors un résultat satis-
faisant, tandis que le millésime de tous les siècles
prouve en sens inverse et démontre que les prévisions
humaines sont trop souvent tardives lorsqu'elles ne sont
pas en défaut, et l'étude de la physiologie qui, à raison
de son immense portée, devrait être ce semble la grande
occupation de la majorité des hommes, a été de tout
temps le domaine exclusif d'une infime portion.

L'homme étranger à la médecine laissa trop aux savants le soin d'étudier l'homme au lieu de s'étudier lui-même dans sa nature et dans ses causes de maladies.

N'apportons-nous pas en naissant un goût prédominant, un talent instinctif de notre avenir, les uns pour la musique, la peinture, les autres pour la chimie, la botanique, etc., pourquoi n'en serait-il pas de même lorsqu'il s'agit de sa propre étude, beaucoup plus intéressante au point de vue de ses propres intérêts? On peut même affirmer que l'on y ferait plus de progrès en raison de la pratique où nous jette la fréquence des infirmités humaines. Quand Mallebranche, avec sa haute raison disait que chacun devrait être à trente ans son propre médecin, il avait compris sous cette idée l'étude de l'homme par lui-même. Je me plais à penser comme ce philosophe.

L'homme qui s'étudie voit les rapports de son esprit à son corps, comment il reste sain et comment il devient malade. Les recherches qu'il fait fructifient à son état moral et physique; elles le dégagent d'une foule de dangers où son ignorance ne rencontre jamais que des chances malheureuses; jamais il n'avait étudié son tempérament : comme un aveugle il n'avait point d'yeux pour se voir et pour peindre l'ensemble de ses organes.

Dans la *Santé des Ages* nous nous sommes attaché à faire connaître l'homme, à l'analyser, à le peindre dans sa profonde nature et dans sa savante architecture organique. On y voit que dans les machines les mieux organisées il suffit d'un rouage hors de place ou forcé pour que le mécanicien ait besoin d'y porter la main; il en est absolument de même chez l'homme; le physique et le moral doivent s'harmoniser pour qu'ils puissent être un tout indivisible.

Ces deux natures gémissent de se trouver divisées; on sait qu'elles s'aident ou se nuisent réciproquement; qu'une passion chez l'un, une chute chez l'autre détruisent la bonne harmonie qu'on appelle unité organique ; que telle est la condition de santé , que chaque individu offre en particulier une médecine exclusive.

La *Santé des Ages* est donc justifiée dans son titre par la nature même de la physiologie. Il faut donc traiter d'après la physiologie des âges, c'est-à-dire savoir manœuvrer la vie aux différentes époques des âges. Le secret est là : diminuer l'impulsion des forces , tempérer ou relever les forces abattues, prostrées, en donnant plus d'action aux organes et aux fonctions. Chaque âge a sa médecine particulière, comme chaque tempérament, chaque individualité, chaque sexe, chaque profession. Il y aurait folie à traiter un enfant comme un vieillard ou une jeune personne adulte comme une femme de cinquante ans.

C'est cette différence d'âge qu'il faut savoir saisir, ce sont les indications qu'il faut savoir remplir ; il faut donc suivre la physiologie des âges pour faire une bonne médecine, faciliter le développement de l'enfance , l'évolution de ses organes, les délivrer de germes héréditaires, et donner l'élan à sa constitution, souvent enchaînée dans son évolution commencée dès le second âge, ou à celui qui suit l'enfance au berceau , l'âge adolescent, l'âge où se subissent les grandes crises de la jeunesse , où la santé donne la preuve du complément de l'être ; c'est parce qu'on oublie cette préparation qu'on voit tant de santés avortées.

Au contraire , les mères peu prévoyantes comptent sur cet âge au lieu de le redouter pour les jeunes personnes débiles : de là ces demi-santés de femmes , tant de pâles couleurs et tant de battements de cœur , tant de maux d'estomac qui sont les signes avant-coureurs d'affections de poitrine tuberculeuses.

La virilité confirmée a aussi sa médecine particulière et distincte : on ne tire point de sang à un enfant, on en tire le moins possible à un adolescent, on n'en tire que rarement à un vieillard ; mais qu'un adulte tombe malade, on est souvent forcé d'agir autrement. C'est sans contredit l'âge qui offre le plus de ressources à l'art de guérir. La vie domine à cet âge, elle surabonde. Ainsi le praticien suit le courant de la vie comme le courant d'un fleuve, tantôt coulant doucement et paisiblement dans son lit, tantôt devenant impétueux à l'approche de quelque orage et menaçant de tout ravager. Ainsi la vie parcourt ses périodes jusqu'à ce qu'elle aille se jeter dans le grand océan de l'éternité. Tellement soumise aux influences des saisons, des temps, des astres, des jours mêmes et des heures, que le médecin aurait beau étudier la physiologie et les constitutions, il ne viendrait jamais à bout de se rendre compte des changements qui s'opèrent si soudainement sans faire attention aux causes si vraies qui les a produits.

Il faut donc étudier la santé des âges dans la progression de la vie, et en noter toutes les différences d'après les diverses circonstances que nous venons de mentionner.

NATURE DES CAUSES

On est tourmenté par là où l'on a péché.

La maladie participe de la nature de sa cause : il devient très-utile de l'analyser pour tirer des conséquences thérapeutiques qui ont quelques portées.

Le mal qui vous tourmente tient-il à une cause fugace? le médecin ne s'étonne point, et le malade est averti qu'il n'y a point de danger. Tient-il à une cause persistante, le pronostic devient plus sérieux et demande une plus haute dose de perspicacité.

Les impressions morales ont une portée immense sur nos fonctions et sur nos facultés, à tel point qu'on peut affirmer qu'elles paralysent ou coupent court à une infinité de maladies.

Lorsque étant à Paris élève, il m'arrivait d'aller visiter chez eux ceux qui revenaient des consultations, bien qu'ils les eussent ponctuellement exécutées, j'en trouvais un très-petit nombre de soulagés et encore moins de guéris.

J'en recherchai la cause, et à mon avis je ne la trouvai pas ailleurs que dans les mauvaises conditions physiques et morales de ceux qui se présentaient et dans la précipitation avec laquelle on les consultait. Dès lors toutes prescriptions incomprises pour ne pas dire infructueuses.

Cette anomalie, bien loin d'être réparée par ceux qui courent ostensiblement les campagnes et que l'opinion éclairée désigne sous le vocable de charlatans, ne fait que s'aggraver. C'est souvent une funeste erreur de croire aux autres plus de science qu'à soi.

L'instruction seule tend à effacer ce préjugé, car en fait de maladies, de celles surtout qu'on nomme chroniques, il faut plus que de vagues connaissances et le verbiage populaire de la classe d'hommes ci-dessus mentionnés ; il faut la science, et une science spéciale, réfléchie, laquelle raisonnant ses principes parvient à des conclusions mathématiques, toutes choses ignorées par ceux qui n'ayant qu'une nomenclature de noms et de remèdes abusent sciemment de la crédulité du peuple, ignorant et fataliste de sa nature.

Or, en manifestant les causes et en les faisant palper aux malades eux-mêmes, on ne laissera pas que d'en diminuer prodigieusement les sources en avertissant des dangers.

J'entends la critique nous dire : mais apprendre la médecine au peuple n'est-ce pas lui mettre aux mains une arme bien dangereuse ? Une réponse péremptoire fera justice de cette objection.

Partout et toujours l'enfant du peuple mène une vie laborieuse, paisible et frugale ; chez lui, pas d'autre assaisonnement à sa nourriture qu'à son appétit qu'il retire d'une vie occupée ; chez lui, point d'insomnies provoquées par des mets irritables qui flattent les or-

ganes en les détruisant et en enlevant toutes les ressources
de la nature ; tout au contraire l'art a peu à faire dans
ses maladies, lesquelles proviennent le plus souvent
d'un excès de travail. Dès lors une médecine toute simple est la meilleure. Un conseil l'aidant à se conduire
de manière à se soustraire aux maladies , des avis qui
supléeront à son ignorance pour le retenir ou le re-
mettre dans son état normal, et qui , l'empêchant bien
des fois de recueillir des personnes ignares des remèdes
dont elles ne connaissent pas la portée , suffiront à sa
simple intelligence.

Ce n'est pas qu'on prétende faire des médecins en
titre de ceux qui ne peuvent savoir que l'art de se maintenir en bonne santé ; mais au moins , qu'une famille ,
qu'une mère, plutôt que de s'alarmer, apprenne ce qu'il
faut faire provisoirement à son enfant malade ; que
tant d'hommes dans les villles et dans les campagnes,
atteints de maladies chroniques, sachent apprécier leur
état maladif pour en atténuer les causes et en induire
quelques connaissances pour leur avenir. Que de
victimes retirées du tombeau si chacun avait sous les
yeux les simples éléments de la médecine !

Noverim me, que je me connaisse : il y a dans cette
connaissance tout un livre de thérapeutique, car le besoin de se connaître senti par le philosophe ne l'est pas
moins par le médecin. Tel que je suis, que je me connaisse. Se connaître, c'est être initié à la pluralité des
causes qui rendent malades, et c'est se mettre à même
de les éviter. Mais ce qui serait anti-médical et anti-
rationnel, ce serait de se connaître comme certains pré-
tendus philosophes méconnaissant leur propre nature et
se jugeant ce qu'ils ne sont pas, interprètant mal la
physiologie de leur organisme. Quelle doctrine médicale
plus contraire à la nature et aux intérêts de l'homme
que le matérialisme ? peut-on méconnaitre à ce point sa
propre nature et oublier les hautes prérogatives qui dis-
tinguent l'homme de la bête ? Comment surtout, quand
on est médecin, peut on propager de si funestes doctrines

si pleines de découragement, si propres à aggraver le
mal en jetant l'esprit dans le désespoir? quelle garantie
de moralité, quelle espérance de guérison un médecin
matérialiste pourrait-il donner à un malade qui le serait
moralement? Vous donc qui avez dans le cœur cette
triste pensée, souvenez-vous qu'un grand nombre de
malades que vous serez appelés à guérir ont pour causes
directes ou indirectes de leurs maladies l'oubli de la spi-
ritualité ; que la plupart des plaies sociales n'ont pas
d'autres origines ! Est-ce que la croyance à l'immortalité
n'est pas une consolation suprême, et le fait de cette
croyance n'est-il pas un remède à bien des douleurs !...
Vous n'êtes pas fiers, messieurs les philosophes, en vous
rangeant résolument dans la catégorie des bêtes; mais
avez-vous bien songé aux funestes conséquences? Ca-
chez, croyez-moi, à vos malades ce que vous êtes et ce
que vous pensez, de peur qu'en connaissant vos opi-
nions l'effet de votre morale ne détruise l'effet de vos
remèdes.

Si l'homme tel qu'il est fait a tant besoin d'encoura-
gement, surtout dans ses souffrances et sa faiblesse, des
doctrines telles que les vôtres, aussi peu médicales, sont
bien peu capables de remplir ce but ; car, non seulement elles ouvrent la porte au découragement et à l'ag-
gravation des maladies, mais encore à toutes les injustices
et à tous les crimes. Ce qui nous étonne, c'est que des
savants, centre du foyer des lumières, refusent de placer l'homme à un rang qui le distingue des bêtes ; peut-
on, quand l'on est savant, se ravaler à ce degré ?...
Cependant un de nos académiciens vient de nous définir
l'homme animé du souffle divin comme on définit le
stupide animal : l'homme est un mammifère, dit-il ; et
il continue que l'idéologiste lui donne une place hors de
la sphère zoologique, il n'y a peut-être pas lieu de
s'en étonner ; mais qu'un physiologiste se soit refusé
à considérer l'homme comme un animal, et qu'il ait
prétendu en faire un être tout à part dans la création,
c'est ce qui paraîtra plus difficile à concevoir à qui aura
suivi quelques leçons d'anatomie.

C'est sans doute parce que ce savant n'aura pas trouvé la pensée au bout de son scalpel qu'il a cru pouvoir affirmer qu'elle était le produit d'une sécrétion; l'ayant ni vue ni palpée, il ne peut croire à son existence. Cependant combien de choses invisibles et impalpables qu'il serait absurde de ne pas croire !

La pensée est comme le son, la modification d'un instrument, et cet instrument c'est le cerveau. Elle n'est donc point une sécrétion de la pulpe cérébrale, il y a d'ailleurs des fluides impondérables, tels que l'oxigène, tels que l'électricité, qui donnent lieu à des mouvements vitaux dont vous ne connaissez pas la nature, et à l'existence desquels vous croyez. Le matérialisme est aujourd'hui rejeté par tous les hommes bien pensants, et on regarde avec raison comme une absurdité de réveiller l'ancienne doctrine de Broussais qui a dû disparaître avec son auteur.

Je vous livre cette question, à vous qui avez moins de science, mais qui avez le bon sens et la foi.

L'homme, quelle que soit sa profession, humble ou élevée, n'est pas un être jeté au hasard et perdu dans ce vaste univers, sans origine, sans liens, sans destinée; après avoir remué pendant quelque temps la poussière du globe, soit avec ses pieds, soit avec ses mains, son corps reste en terre, mais son esprit immortel s'envole vers les cieux, sa seule espérance. Qu'il se garde donc bien de se matérialiser et de prendre son exil pour sa patrie.

Le corps le mieux organisé quand il se porte bien est comme un instrument de musique rendant des sons plus ou moins harmonieux dont les effets fonctionnels influent positivement sur l'intelligence. Mais nous admettons comme fait indubitable que les opérations du cerveau sont sous l'influence du physique, d'où découlent beaucoup d'erreurs et de maladies dont il est la source. Nous admettons encore avec tous les physiologistes que le *moi* est impressionné par le *non moi* organique. Qui ne souscrit à cette pensée émanée d'un cerveau profondément physiologiste ? le P. Debreyne ? Donnez-moi, dit-il, le physique d'un homme et je me charge de vous faire connaître les qualités de son moral ; ses penchants, ses inclinations, ses talents, et jusqu'à un certain point ses vices et ses vertus.

La nature, tel est ce grand livre dans lequel le médecin devient savant dans son art. Mais il est nécessaire pour la connaître, la juger et la maintenir en santé, que l'on se tienne dans la voie de la physiologie, éclairé du flambeau de la raison et de la foi, et souvent vous y réussirez si des vertus choisies en forment la base. Loin que l'homme ait le corps d'une bête, nous devons être porté à le considérer comme un temple éclairé par les lumières divines ; le cœur, comme un sanctuaire qui doit toujours être préparé à recevoir le Dieu trois fois saint ; mais si, au lieu de cette demeure digne de sa majesté, l'homme lui en prépare une indigne d'elle, il n'en sortira rien de bon et l'homme sera en proie aux troubles, aux erreurs et aux maladies. Ainsi l'homme n'est point l'unique source de ses lumières, il serait même plus vrai de dire que s'il ne possédait un autre flambeau que le sien, il ne serait qu'obscurité profonde, sa lumière propre n'étant qu'un reflet de celle du grand soleil de justice. Il ne peut donc être à lui même sa propre lumière et sa propre raison, n'étant capable de se conduire dans la voie de la rectitude qu'autant qu'elle relève de la raison suprême, unique, vrai flambeau qui éclaire dans l'homme tout ce qu'il y a de plus obscur.

EN OPPOSITION.

UN MALADE A SON MÉDECIN.

D..., croyez en votre vieil ami : Louise est immortelle, Victorine et Stéphanie sont immortelles ; mes petits-enfants si pleins d'innocence et de grâce sont

immortels; cette vertueuse Malvina, sainte et mar-
tyre, est immortelle... Sentir autrement, c'est fouler
aux pieds toutes les affections basées sur la vertu,
pour les remplacer par les creuses théories et les rai-
sonnements disloqués d'une ignorante et présomptueuse
raison.

D..., je suis ici sous la double impression de la
vérité et de mon affection pour vous; je voudrais vous
voir partager des croyances qui *seules* vous rendraient
heureux. Je suis dans une situation trop solennelle
pour trouver de la satisfaction à emporter d'assaut par
le raisonnement ce que je ne puis espérer obtenir (par
affection pour vous) que par la force des convictions.

N'est-ce pas vrai que tout homme a besoin d'être
vertueux pour entendre le sens de ces paroles, lorsqu'il tombera dans quelque grand chagrin ? L'homme
doit certainement faire provision de cette sagesse qui
console le cœur quand il devient vieux et qu'il est dé-
chiré par les douleurs de la vie. Qu'il combatte donc
ce penchant qui lui plaît, mais dont les pointes acé-
rées déchireront impitoyablement son ame et un jour
lui en feront voir le néant.

L'amour, Henri, n'est pas ce que vous croyez : ce
n'est pas de violentes aspirations de toutes les facultés,
c'est l'aspiration sainte de la partie la plus éthérée de
notre ame vers l'inconnu. «Etres bornés, nous cherchons sans cesse à donner le change à ces cuisants et
insatiables désirs qui nous consument; nous leur
cherchons un but autour de nous, et, pauvres pro-
digues que nous sommes, nous parons nos périssables
idoles de toutes les beautés immatérielles aperçues
dans nos rêves. Les émotions des sens ne nous suffisent
pas; la nature n'a rien d'assez recherché dans le
trésor de ses joies naïves pour apaiser la soif du
bonheur qui est en nous : il nous faut le ciel, et nous
ne l'avons pas. C'est pourquoi nous cherchons le ciel
dans une créature semblable à nous, et nous dépensons
pour elle toute cette haute énergie qui nous avait été

donnée pour un noble usage. Nous refusons à Dieu le
sentiment d'adoration, sentiment qui fut mis en nous
pour retourner à Dieu seul... Nous le reportons sur un
être incomplet et faible, qui devient le Dieu de notre
culte idolâtre. Aujourd'hui, pour les ames poétiques,
le sentiment de l'adoration entre presque dans l'amour
physique; étrangère erreur d'une génération avide et
impuissante ! Aussi, quand tombe le voile divin, et que
la créature se montre, chétive et imparfaite, derrière
ces nuages d'encens, derrière cette auréole d'amour,
nous sommes effrayés de notre illusion, nous en rou-
gissons, nous renversons l'idole et nous la foulons aux
pieds, et puis... et puis, nous en cherchons une autre !
car il nous faut aimer, et nous nous trompons encore,
et nous nous trompons toujours !...

En sondant la nature de l'homme jusque dans l'enfance, où l'on trouve des germes morbides soit dans ses
instincts que l'on étudie, soit dans son esprit et son caractère, où l'envie, la jalousie, la haine qui partent de
son cœur, la violence même et la colère qui émanent de
son cerveau viennent se faire jour, on est convaincu que
l'homme est naturellement malade, qu'il apporte en
naissant une aptitude au mal physique dont la maladie
n'est que l'exagération ; que sa nature altérée n'est qu'un
mélange de bien-être et de malaise, une harmonie bri-
sée que lui seul ne peut réparer. Tout le prouve
à qui sait étudier son physique et son moral au vrai
point de vue physiologique. Ainsi le tout étant malade
chez l'homme, le médecin a à réparer le tout, physique
et moral.

La chute originelle de l'homme en ravageant son
corps a aussi ravagé son ame, dont le poids, quand elle
est malade pèse d'une manière si lourde aux organes.
Cette ame est gênée dans sa liberté ; alors l'homme est
comme un tout transformé, il n'a plus l'intégrité de la
santé, même en se portant bien.

Comme être malade, la première médecine que l'homme reçoit en naissant c'est le baptême, emblème de la médecine du corps qui enlève la tache originelle de l'ame, grand et efficace remède : grand et efficace parce qu'il est divin, grand parce qu'il repousse l'anathème lancé contre l'homme après sa chute. L'enfant vient donc au monde atteint de la maladie originelle ; dès qu'il est né il va au médecin, il va prendre un grand remède, il va se purifier, il va au baptême.

C'est aujourd'hui ton saint baptème,
  Heureux enfant ;
De l'original anathème
  Il te défend ;
Ton aveugle raison l'ignore,
  Bouton fermé
Qu'on arrose et qui doit éclore
  Tout parfumé ..
A ta mère, cher petit être,
  Tu tends les bras.
Bientôt venant à la connaître
  Tu l'aimeras ;
Plus tard ouvrant ton aile blonde,
  Jeune vainqueur,
Tu t'envoleras vers le monde
  L'espoir au cœur.
Le monde est grand et l'ame humaine
  Plus grande encor :
Elle a l'infini pour domaine,
  Dieu pour trésor !
Aux flots troublés elle s'abreuve
  Un seul été,
Puis après la rapide épreuve,
  L'Eternité.

Le baptème fut donc la première médecine donnée à l'homme, et toute puissante qu'elle soit, elle eût été sans valeur, si Dieu lui-même, venant visiter son malade, ne s'était fait médecin de l'humanité.

Ce qui prouve que la nature de l'homme n'est pas celle de l'animal, car Dieu ne pouvait se faire médecin que pour le rachat et la guérison d'une créature aimée et digne. Mais si la nature a été purifiée divinement de sa première maladie héréditaire, elle n'a pas été guérie

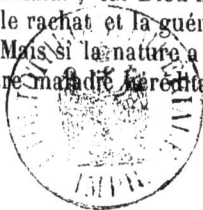

2

de ses suites, de sa prédisposition à en contracter de nouvelles.

La prépondérance des instincts dont l'homme a le germe dès son enfance reste et s'accroît par le progrès des âges.

Comparerait-on par hasard , sans y mettre aucune différence, les affections douces aux violences morales, à la haine, à la colère, qui, mises en jeu, font sauter la mine? C'est à ces volcans lançant la flamme sortant des yeux que Dessault attribuait les maladies du cœur et les anévrismes qu'il avait constamment remarqués dans le cours des révolutions soit morales, soit politiques. Aussi les hommes d'un œil exercé ne sauraient rejeter le système de l'influence morale dans les maladies. Nous n'allons pas plus loin ; nous ne parlons pas de ces passions de jeunesse qui inoculent le poison , ou qui portent le cachet de l'ignominie jusque dans les traits du visage, et dont les empreintes défigurent à la fois le corps et l'esprit.

Elles font vieillir avant l'âge ; aussi la vertu qui retient les sens , et la religion qui apprend que c'est à tous les âges qu'il faut lutter, faire violence à sa nature, sont de puissantes armes contre l'ennemi parce qu'elles donnent à l'homme la force de résister et de vaincre. De telles gardiennes veillent et sur l'esprit et sur le corps, car la maladie est un démon qui opère sur nous quand nos corps ou nos esprits ou quelques taches contagieuses ou quelques levains morbides qu'une cause excitatrice vient réveiller, la déterminent ; mais quand nous sommes sains de corps et d'esprit, la maladie ne peut nous attaquer.

L'essentiel pour conserver la santé serait d'avoir sans cesse devant les yeux ses avantages et les motifs qui obligent à la conserver ; mais ces motifs ne sont malheureusement présents qu'à l'esprit de ceux qui l'ont perdue et qui désirent la reconquérir. Le vice est donc un dangereux reptile qui insinue son poison sous le prétexte de jouissances. Le fourbe n'insinue-t-il pas cent sortes de maladies avec leur appareil formidable et plus désespérantes les unes que les autres, plus rebelles, plus difficiles à guérir ?

La femme se défend mieux que l'homme ; elle sait mieux que lui dominer sa nature et la rendre sublime en lui commandant. Garde ta mission, quoique faible de ta nature, mais forte par ton amour et par ta vertu ; garde ta volonté et ta force, continue à marcher et à courir vers la vertu ; avance et règne, car c'est régner que de se commander, c'est ménager les sources de ta sensibilité ! Tu pleures un fils, ô mère désolée, ou une jeune personne morte poitrinaire ! Que tu es heureuse d'avoir ta foi pour te consoler, pour te fortifier ; quel puissant antidote ! Elève ton ame vers le firmament où ton fils, où ta fille chérie mêle sa voix à la voix des purs esprits, où ils font retentir les cieux de concerts inspirés par le bonheur ! Interdis à ton cœur des chagrins qui seraient coupables, parce qu'ils seraient exagérés. Apprends à regarder la mort comme une amie, parce qu'elle conduit au séjour des félicités; résigne-toi quand Dieu reprend son trésor que tu croyais le tien, mais dont tu n'étais que la dépositaire.

Les ressorts organiques de la femme étant plus faibles, sa complexion plus délicate, elle a besoin certainement de cette force par laquelle elle peut facilement ménager les sympathies. Dans le cas contraire, la femme n'est plus maîtresse de ses nerfs; ses souffrances sont générales une fois que les nerfs sont sortis de leur centre, et ils en sortent constamment s'ils n'y sont retenus par la force de sa vertu. Livre-toi à ses douces influences ; si tu en fais ton médecin, tu seras rarement malade, car il est dit que l'homme est plus souvent malade par sa faute propre que par celle de la nature.

Hors de Dieu, rien n'est vrai ; mais en Dieu, la foi guérit lorsque souvent l'art n'a pas pu le faire.

Sors tua mortalis, non est mortale quod optas.

La médecine est la science du vrai naturel; en guérissant l'homme, elle le rend plus homme encore, en lui apprenant que pour bien se porter il faut qu'il pratique les devoirs qui se trouvent attachés à sa condition d'homme.

L'art a donc pour but de faire connaître l'homme à lui-même pour le faire son médecin ; car se connaître c'est savoir se soigner, et savoir se soigner c'est être médecin, c'est exercer l'art envers soi. En ce sens, la médecine est la connaissance de soi, l'étude de soi, de sa morale, du mécanisme de ses organes, de sa vocation comme homme ; c'est l'étude de la pharmacie de l'ame plus que du corps ; car c'est par l'ame que le corps devient souvent malade et souffre. Moralement, tout homme, tout malade est guérissable. *Sanabilibus œgrotamus malis, ipsaque nos in rectum genitos natura si emendari velimus juvat.* (Sen.)

Tout était bien fait en sortant des mains de l'auteur ; au contraire, tout dégénère entre les mains de l'homme qui n'est pas son médecin. A le voir agir, on dirait qu'il aime en lui la difformité : mobile, versatile, il ne veut rien tel que l'a fait le Créateur.

Sans cela, tout irait bien ; l'homme vivrait et il végète. Les préjugés, les habitudes, les passions défigurent son être, enfant de l'habitude, bien loin d'être enfant du Créateur.

La mère vertueuse est plus le médecin de sa famille, parce qu'elle la conserve vertueuse pour qu'elle n'ait pas besoin de médecin. Cultive, ô mère, arrose cette jeune plante, arrose-la bien, arrose-la continuellement, de crainte qu'elle ne meure ; tu assureras ses délices et sa santé, et ses fruits seront un jour tes propres délices. Ta mission est grande, belle et élevée, tu tiens en main le dépôt sacré plus précieux que ne l'est la santé et la vie ! Oh ! que de jouissances réservées à l'homme, s'il suivait toujours les conseils d'une mère !

Nous avons au fond de nos entrailles un sentiment qui nous avertit du besoin de manger et de boire, phénomènes purement physiques ; mais au fond de ce même organisme nous trouvons un autre sentiment qui nous avertit des besoins d'une autre nature, plus pressants encore que les physiques, plus élevés : le besoin de rallier notre ame à la divinité. C'est le besoin de l'homme accompli ; ce besoin lui commande, et quand il ne le satisfait, il a le cœur malade et l'ame triste, mais triste à ne se plus reconnaître.

Or, le deuxième besoin à satisfaire est aussi nécessaire à la santé que la nourriture à notre organisme et à notre estomac pour empêcher qu'il ne tombe en défaillance.

Dans cet organisme vivant, si ce qui y vit y vit mal, les humeurs ne circulent plus de même, l'air que respirent mal les poumons ne régénère plus la constitution: cet organisme ne vit plus qu'à demi, pour mieux dire, il végète et l'esprit végète avec lui. *Multa enim e corpore existunt, quæ acuunt mentem, multa quæ obtundunt.* (Sen.)

NATURE CONTRADICTOIRE.

La nature sensible et intellectuelle forment opposition entr'elles ; il y a dans le sang une loi tout opposée à la loi de l'esprit ; celle qui captive les sens est née la première ; l'autre tend à un dégagement, elle est née la dernière ; mais, bien que la plus jeune, elle doit commander ; car quand elle ne commande pas, l'homme cesse d'être fort parce qu'il est captif, sans force pour commander, sans énergie pour agir.

Cet antagonisme met obstacle à la guérison de bien des maladies ; il faut donc que l'esprit ait l'empire pour que la nature soit médecin et réagisse contre le mal qui le presse, en proportion de cette pression.

Si le contraire a lieu, loin d'avoir une allure franche vers un but, on n'avance à rien dans la guérison ; le cœur malade enchaîne la marche vers une terminaison heureuse ; les forces vitales ne se déploient pas quand cette force du cœur les arrète.

Les exemples ne manquent pas pour prouver que si on n'est pas venu à bout de guérir certaines maladies, c'est parce qu'il existe des obstacles de cette nature.

L'art de guérir se propose, 1° de prévenir les maladies avant qu'elles n'arrivent; 2° de combattre les causes dans leur nature.

Mais avant d'avoir affaire à une maladie, si elle est chronique, il convient de déraciner le germe, comme de travailler la constitution dans le sens de sa fortification et de l'élévation de ses forces, afin de lui donner la pleine supériorité sur son ennemi, la maladie.

L'homme n'est point captif de ses sens, quoiqu'on en ait dit ; il ne peut en être subjugué qu'en leur obéissant volontairement. La santé ne demande pas même qu'on leur obéisse; au contraire, ce que sent l'homme et la manière dont il le sent, est soumis à sa raison et à sa volonté.

L'homme raisonne, et lorsqu'il raisonne il aperçoit la vérité et l'erreur, lorsque cette raison est libre. Il est vrai, comme nous l'avons dit, que deux substances opposées forment sa nature et combattent toutes deux pour la liberté. Mais les sens auront beau ambitionner la prééminence, jamais ils ne l'obtiendront tant que la volonté restera ferme. Si cette opinion de la supériorité de la volonté sur la nature est professée et émise par l'élite des sommités compétentes en physiologie comme en médecine, elle ne l'est pas moins par les premières intelligences chargées de diriger l'homme dans la morale. En voici la preuve dans une lettre du célèbre dominicain Lacordaire, écrite à un de nos illustres confrères, génie aussi profond que médecin distingué dans son art et sa morale; c'est ainsi que l'orateur de la chaire de Paris appuie de son autorité les doctrines de ce savant moraliste :

Monsieur,

J'ai lu votre ouvrage : *Nature et Virginité*. Je m'empresse à vous en témoigner toute ma satisfaction , vous l'avez appuyé d'arguments tirés de la science : une thèse moralement évidente , mais que la passion attaquera jusqu'à la fin des siècles.

Mais vous l'avez fait avec une clarté, une mesure et un talent que j'ai sincèrement admirés.

Malgré les détails techniques nécessaires, il ne semble pas que votre livre puisse blesser un cœur pur. Vous avez dit ce qu'il fallait pour être entendu des savants, et votre science est demeurée assez chaste pour instruire sans péril, il me semble, ceux qui ne sont pas initiés aux mystères du corps humain. Vous avez donné à ma conviction des preuves qu'elle ne connaissait pas, quoique m'étant personnellement inutiles, mais qui éclaireront les esprits plus sensibles aux démonstrations scientifiques qu'aux raisons tirées de l'expérience et de l'ordre moral, que, du reste, vous n'avez pas négligées.

C'est un service éminent rendu à une vertu qui est la base même de la régénération de l'humanité. L'humanité monte et descend dans le degré même où la continence s'accroît ou s'abaisse parmi les hommes. Tel est le principe de toute foi, de toute force, de toute incorruptibilité, et un peuple qui la perd ne peut échapper à la décadence et à la servitude.

Comment serait-elle donc un crime contre nature ? c'est l'incontinence qui est un crime contre nature , la suite et la punition du péché, le plus horrible désordre légué à la race humaine , une marque évidente de sa dégradation. Il n'est pas même vrai de dire que la continence est difficile à la plus grande partie de notre espèce ; les femmes, vous l'avez remarqué, la supportent généralement avec une facilité bien honorable pour elles, et qui s'explique par la sensibilité même dont elles ont reçu le don. Plus le cœur est aimant, moins il recherche les plaisirs du corps ; et réciproquement, plus le corps est chaste, plus le cœur devient délicat et tendre. Je n'ai pas rencontré un seul jeune homme aimant parmi ceux qui se livrent aux débauches de l'imagination des sens.

Les femmes ne sont pas les seules à qui la continence soit facile ; j'ai souvent été étonné du peu qu'il faut pour arracher un jeune homme à la dépravation.

La fuite des mauvaises compagnies, la cessation des lectures dangereuses, une vie sobre, un travail sérieux, la pratique de la prière, de la confession, de la communion et des œuvres de charité suffisent pour transformer des cœurs qui se croient incurables ; et ceux qui ne se corrigent pas ou peu, le doivent à une vie désœuvrée et pleine de délire.

Il peut y avoir des exceptions qui tiennent à la nature des tempéraments ; mais je suis convaincu qu'une grande partie des hommes vivraient aisément dans la continence absolue s'ils vivaient chrétiennement.

Quant à l'affirmation de M. le docteur Lallemand sur les effets de la continence dans le sacerdoce, c'est une bien triste aberration, à part des conditions maladives. Tout prêtre qui n'est pas sage n'a pas vécu même chrétiennement ; il n'a eu ni sobriété, ni travail sérieux, ni fuite des occasions, ni habitude de la méditation et de la prière, ni goût de la pénitence ; entré sans vocation dans la milice sainte, il y a vécu en profane et il y a succombé en indigne.

Que si quelqu'un souffre par suite de la continence de quelque infirmité, c'est une rare exception, et la longévité du prêtre et des religieux témoigne assez que cette vertu qui est un principe de vie spirituelle est aussi la plus admirable hygiène pour le corps.

Ce témoignage du savant dominicain vient à l'appui

de la thèse que nous venons de soutenir avant la dictée
de cette lettre ; et cette thèse peut se soutenir physiolo-
giquement comme elle se soutient moralement. Si la
médecine , cet art que Cicéron élevait si haut qu'il en
comparait les services à ceux que la divinité rend aux
hommes , *ad Deos homines nullâ re propius accedunt
quam hominibus salutem dando*; si, dis-je, cet art était
étudié dans la nature de l'homme et de ses sentiments,
et qu'il fût le fruit de l'observation et l'expérience de
cette étude, il est évident que les succès que l'on obtien-
drait seraient autrement nombreux, et que les maladies
seraient bien moins répandues qu'elles ne le sont sur la
surface du globe. Pour être dans de bonnes conditions
thérapeutiques, il faut donc que la médecine découle de
la nature de l'homme, de la connaissance de ses instincts,
du ressort de ses organes, de sa physiologie, de ses dis-
positions , de ses habitudes et de ses inclinations , car
c'est souvent de là que sort la maladie quand on veut
exprimer sa véritable nature et ses causes les plus ca-
chées, les plus dissimulées à quiconque n'est pas physiologiste.

Documenta damus quâ simus origine nati.

Nous donnons des preuves de notre origine, ou des
sources d'où nous naissons.

Les parents donnent ce qu'ils ont reçu : s'ils ont eu
une vie licencieuse, la santé qu'ils donneront sera toujours un triste héritage. Maltus eut voulu que le mariage
eût été interdit aux constitutions languissantes : il faut
se guérir, disait-il , avant de se marier, sous peine de
s'exposer à donner le jour à des êtres chétifs et misé-
rables. Que si la paternité se soucie peu d'abatardir
la race humaine et rendre malheureuses des générations
entières, la loi devrait intervenir pour remédier à tant
de désordres; et si la divine loi les tolère , elle n'en
répudie pas moins fortement l'abus et le procédé qu'on
peut appeler contre nature.

L'art voudrait aussi qu'on usât d'une plus grande prévoyance et qu'on soutint mieux sa vie pour sa santé et celle des autres.

DU VICE.

Conséquences de l'hérédité. — Durée courte de la vie.

La durée moyenne de la vie est de trente-trois ans.

Un quart meurt avant l'âge de sept ans ; une moitié avant l'âge de dix-sept ans ; et ceux qui vont au-delà jouissent d'un privilège refusé à une moitié de l'espèce humaine. Sur mille personnes une seule vit jusqu'à cent ans ; il n'y en a que six sur cent qui arrivent à soixante-cinq ans , et sur cinq cents il n'y en a qu'un qui vit jusqu'à l'âge de quatre-vingts ans. Il y a sur terre un milliard d'habitants ; de ce nombre il en meurt annuellement 333,333,333 ; journellement , 91,854 ; par heure, 3,730 ; 60 par minute et 1 par seconde.

Nous devrions être effrayés d'un tel mouvement de destruction ; cependant ces pertes sont à peu près compensées par un nombre égal de naissances. Ceux qui vivent plus longtemps sont ceux qui mènent une vie active, réglée et frugale. Les hommes grands vivent plus longtemps que les hommes petits ; les femmes vivent plus longtemps que les hommes après leur époque critique.

Les naissances et les morts ont lieu plutôt la nuit que le jour, ce qui s'explique par la physiologie.

FRUGALITÉ.

Un secret pour vivre longtemps, c'est de vivre d'après les préceptes du Grand Révérend Père de Citeaux, saint Bernard, qui dit : Il faut traiter son corps durement pour qu'il ne devienne pas insolent, de manière cependant qu'il suffise à la vie ; nous ne devons pas le traiter pour qu'il vive, mais pour qu'il puisse vivre : *Durius tractendum corpus ne insolescat, ita tamen ut vivere sufficiat, et non sic habendum tanquam ut vivamus sed tanquam vivere possimus.*

Le régime de la Trappe guérirait plus de goutteux, de pléthoriques, d'apoplectiques et de nerveux que tous les remèdes ensemble de nos pharmacies.

Un gourmand malade peut venir à la Trappe et il guérira de la maladie dont il n'a pu guérir dans le monde, quand même sa maladie serait réputée inguérissable, tant en effet cette frugalité a des vertus guérissantes.

On a vu des riches tourmentés, travaillés par la douleur, vendre de grands biens, mener une vie très-sobre, et être délivrés de leurs douleurs et de leurs cruelles maladies.

Les coliques sont rares chez les gens sobres, autant que les crampes nerveuses chez les travailleurs de corps. Mais ces maux sont très-fréquents chez les intempérents et les hommes de bureau. L'exercice continuel de la pensée met l'homme de lettres dans un éréthysme perpétuel : chez lui, les mouvements vitaux au lieu d'être expansifs et d'imprimer l'activité aux puissances organiques par lesquelles la vie végétative s'entretient, digestion, sécrétion, circulation, hématose, ces mouvements sont enchaînés, la force d'assimilation languit, car leur travail, au lieu d'être une cause d'activité fonctionnelle, est une cause incessante de langueur et de perversion.

Le contraire se voit précisément chez ceux qui travaillent en plein air. Ils font, il est vrai, une énorme dépense d'activité, mais ils acquièrent un appétit vif et vrai qu'ils satisfont avec fruit et pour de légitimes besoins. Leur sommeil est naturel, profond et réparateur.

Tout excès sape les forces. Trop manger, c'est neutraliser les forces digestives. Les grands mangeurs profitent le moins, attendu que le trouble qui suit l'excès nuit à la digestion : l'homme est lourd, il se sent comprimé intérieurement, son sang circule difficilement; lourd d'esprit comme pesant de corps. On ne voit guère de mangeur grand penseur, et on a toujours raison de faire diète quand on aspire à développer en soi l'esprit de dévotion. L'orateur sait aussi se modérer sur le régime quand il doit monter à la tribune.

On sait ce qu'une grande dame de la cour de Louis XIV pensait du régime sur l'esprit et le caractère: quand elle voulait faire obtenir du roi quelque faveur pour un protégé, elle avait le soin de faire préparer au roi des mets succulents, de facile digestion, fondant doucement dans son estomac avec un vin apéritif. Si l'on avait préparé au roi un régime différent, le protégé le trouvait de mauvaise humeur; il était mal reçu au lieu d'obtenir la grâce qu'il sollicitait.

N'allons pas prendre nos inspirations dans l'abdomen ; arrivons à l'étude avec un estomac fortifié, mais discrétement, tâtons-nous le pouls et voyons s'il n'y a rien d'embarrassé, et si par conséquent le sang n'est pas gêné dans sa marche : on ne voit guère d'intempérents chastes. Et quoi, vous rougiriez de commettre cet excès devant le dernier des hommes, et vous le commettriez librement devant le Dieu trois fois saint ! Ignorez-vous que dans l'enfer allumé par sa justice, le criminel comme vous occupe la première place ? Eh bien, continuez vos funestes habitudes encore un an, et quelque vigoureux que vous soyez, je vous le promets, vous y serez avec ceux qui vous ressemblent.

Il est plus aisé de s'abstenir que de boire sobrement. Le plus sûr moyen de préserver votre maison d'un incendie, c'est de n'y souffrir jamais de feu ; le jeune homme vertueux est roi ; s'il est déchu, il est méprisé ; si la femme le touche, une vertu sort de lui, vertu vivifiante, pénétrante, celle qui le rend roi et arbitre du cœur et des intelligences.

Il ne faut pas de médecin à l'homme réel , mais à
l'homme chimérique. Pour exercer l'art avec succès, il
faut rester en plein dans la franche nature ; le genre
humain se renouvelant sans cesse , elle tend à faire disparaître les effets en remédiant à la cause, en rappelant
l'homme de la fausse voie dans celle du vrai ; non-seulement en l'empêchant d'aimer le vice , mais en le lui
faisant haïr et aimer la vertu contraire. L'homme adonné
à la débauche, non-seulement n'aura pas un tel vice
contraire à son repos, à sa santé, à ses intérêts, mais
encore il les haïra jusqu'à s'éprendre amoureusement
des vertus diamétralement opposées.

FORCE ET POUVOIR DU BON ÉTAT MORAL

SUR LA SANTÉ.

Les humeurs se dilatent en raison du déploiement
du moral dans l'égalisation du fluide nerveux, ses sources tempérées. Le travail d'esprit, uni à celui du corps
dans les mesures de ces forces ; mais la vertu est
nécessaire pour couronner ces qualités, elle est comme
le pivot de la santé. C'est ce qu'a voulu dire un sage
dans le passage qui suit : nous cherchons partout, dit-
il, le mot d'ordre de la santé, et nous ne l'avons trouvé
nulle part. Un jour nous avons cru le trouver dans le
mot *jouissances*, le lendemain dans le mot *plaisir*, tous
ces mots sont faux ; il n'y en n'a qu'un de vrai, c'est le
mot *vertu*. Ce mot remplace tous les autres et rien ne peut
le remplacer. La santé et la vie s'appuient donc sur la
morale , ainsi que la saine physiologie du bonheur. Je
ne sache pas, disait de Maistre, que la littérature philo-
sophique ait produit un livre qui nous aide dans nos
misères et nos maladies. Des idées frivoles ; mais les
choses qui profitent à la santé de l'homme où sont-elles ?
Il en est bien autrement du sentiment divin qui fait

toute la force, l'amour le brûle et il fait taire l'imagination ; mais quelle force n'a-t-il pas sur la nature et les
passions ! voyez comme parle cette ame enflammée qui
le sent dans son cœur!

Quel puissant levier pour relever les forces abattues !
c'est l'état du vrai cénobite, état le plus naturel à
l'homme. Tandis que le besoin de la nature appesantit
nos paupières et les presse de se livrer au sommeil, la
force de leur amour tient leurs yeux éveillés, et souvent
en dormant il leur semble parler à la divinité, car
l'ame a coutume de se représenter en songe les objets
qui ont occupé sa pensée durant le jour ; et c'est ainsi,
ô Etre invisible qu'ils vous voient des yeux de la charité
lorsqu'ils ne vous voient pas des yeux du corps. Si donc
la nature de l'homme est d'aimer, il faut qu'il aime,
car s'il n'aimait pas, il trahirait son sentiment qui lui
dit d'aimer. Qu'il sache bien néanmoins que tout sentiment qui le porte à aimer tout autre objet que Dieu est
un sentiment faux. Voilà la physiologie fécondante de
l'ame et du corps : c'est celle-là surtout qui favorise
puissamment les mouvements organiques, refoule les
sens révoltés, c'est la physiologie de la vie et de la santé
pure ; les penchants luttent en vain contre elle, et cette
vie pure des sens sympathise heureusement avec cette
vie pure de l'esprit.

SOMMEIL RÉPARATEUR.

Le sommeil suit l'épuisement des forces de la vie de
relation, fatiguée par la déperdition des fluides vitaux :
de là le besoin de sommeil pour se réparer; cette source
reconstituée voit renaître les forces, parce que les organes du mouvement ont trouvé l'occasion de se recons-
tituer à l'état naturel de tonicité. Le sommeil ne sert pas
seulement pour le corps, mais encore pour l'esprit : c'est
le *bonum revificans* des deux natures humaines. Les

stimulants dissipateurs amènent ce besoin dans l'homme de sommeiller, de se coucher pour se réparer. Le sommeil est encore déterminé par une oppression des forces momentanée, une pléthore sanguine qui porte au cerveau le liquide encore mal élaboré.

C'est pourquoi on se trouve plus pesant, plus porté au sommeil pendant que la digestion s'opère; mais quand elle s'est faite, les forces reparaissent avec une nouvelle vigueur et il ne reste rien de toute cette série d'accidents. L'esprit lui-même cesse d'être étouffé par cet excès de pléthore.

Ceux qui sont le plus tourmentés par cet esprit de sommeil sont les tempéraments nerveux et sanguins ; il se fait une congestion ou de sang ou de fluide nerveux: *sanguis somniferus*, a dit Hyppocrate. Il y a donc deux sortes de personnes plus portées au sommeil, les unes nerveuses et les autres sanguines (diète et bains). Les travaux corporels portent au sommeil, mais en même temps ils dépurent le sang et activent la digestion. Ils font directement le contraire de travaux de l'esprit.

Les viscères ne connaissent pas le sommeil, je me trompe, il y a un temps de relâchement, de rémission même pour les viscères, qui agissent bien moins activement pendant le sommeil de la nuit que pendant le jour. Tous les muscles reposant ont une action intermittente bien tranchée; un seul y déroge, c'est le cœur. Le cœur veille donc à la conservation de la vie en nourrissant les organes même pendant le sommeil. Les organes respiratoires sont aussi dans l'action à la rénovation du sang. Néanmoins, il y a aussi dans ces viscères une rémission d'action très-marquée.

Nous disons la même chose pour ce qui regarde les forces digestives, qui s'exercent beaucoup moins pendant le sommeil ; malgré cela, il est bien reconnu que le corps se nourrit pendant que l'on dort. Ainsi la locomotive du corps humain, mise en mouvement par le feu de la vie, ne demeure jamais immobile, tant ses conditions sont différentes de celles d'un édifice inerte dont la vie dépend de l'immobilité.

Sans le sommeil , le corps et l'esprit végètent , les nerfs s'irritent , sont agités en mouvements insolites.

LE SOMMEIL S'ATTACHE A LA TEMPÉRANCE.

Maîtresse de la santé , régulatrice des forces , elle procure encore le sommeil : *Somnus sanitatis in homine parco et dormit usque ad mane*, etc. Mais il y a un sommeil d'habitude qui n'est pas salutaire à la santé ; c'est un faux sommeil qui ne répare rien ; au contraire, il laisse plus faible , plus fatigué qu'auparavant. Vous êtes surpris de n'avoir pas de sommeil ? travaillez et vous en aurez !

Le sommeil comme la faim s'achète par le travail.

Voyez, l'homme oisif est sorti de son centre , il faut qu'il y rentre pour bien dormir et pour bien manger , comme pour remplacer l'ennui par la joie , tant est grande pour l'homme la nécessité de connaître sa vraie nature, pour connaître les lois de l'hygiène et de la la santé. Pour vous qui faites des excès, *innumerabiles morbos ecce miraris* , disait Sénèque. C'est parce que vos excès vous empêchent de dormir, pervertissent votre sang, fatiguent vos nerfs et les irritent.

On reconnaît l'homme bien portant quand il dort bien. Le sommeil inquiet trahit l'inquiétude de l'esprit. L'esprit énervé porte atteinte au sommeil et à la digestion. Les preneurs de café ne dorment guère, ils ne dorment jamais du sommeil réparateur : ils sont sujets aux insomnies , aux rêves , aux pesanteurs d'estomac , aux mouvements de cœur anormaux , aux soupirs , aux bâillements, aux respirations entrecoupées, etc. ; donnez-leur, à ces gens-là, la décoction hilariante de mélisse et de menthe , souvent vous leur enlèverez la mélancolie et chasserez les ennuis de l'esprit en leur rendant le sommeil.

COMMENT RÉCAMIER

Distinguait la vie du corps ou la vie sensitive, de la vie intellectuelle; — son opinion à cet égard s'éloignant de celle du
Père Debreyne, qui a simplifié la question dans l'unité de vie.

Le moral, dit Récamier, n'est pas quelque chose de
simple et d'indivisible. La volonté, le libre arbitre, la
conscience, la mémoire, l'imagination ne proviennent
assurément pas des mêmes sources que les instincts, les
passions, les sentiments. La vie de la chair et du sang
n'est pas identique ni assimilable à la vie de l'intelligence, de la réflexion et des pensées immortelles qui
montrent ici que les effets participent de la nature de la
cause. Il y a dans l'homme une vie destinée à vivre et
une vie destinée à mourir; une loi des sens, une loi de
l'esprit, un *duum vira*, deux lois qui se contredisent,
d'essence éminemment distincte et opposée, renfermant un
élément passif et un élément actif, un principe vital en-
chaîné à la matière et un principe insaisissable qui ne
peut s'y enchaîner, mais qui s'en dégage jusqu'à produire l'oubli de soi-même et de la conscience de son
être; car si différentes lois physiques régissent le monde,
il est aisé de voir que des lois différentes régissent
l'homme et le modifient sans que la santé en soit altérée
au-delà des bornes. Mais la liaison intime entre le corps
et l'esprit les rend solidaires, en sorte qu'en aimant
l'esprit il faut aimer le corps qui sert à l'esprit, et lui
faire prendre les forces nécessaires.

On peut donc dire que trop de rigueur contre le corps
serait répréhensible, parce que ce serait prouver qu'on
le hait. Le saint d'Hipponne n'enseigne-t-il pas que nous
devons l'aimer parce que nous en avons besoin pour va-
quer aux bonnes œuvres que Dieu nous prescrit, parce qu'il
est une partie de nous-même, et parce qu'il doit être un jour

participant de la félicité éternelle ? Et qui peut douter , s'écrie un autre saint, qu'un chrétien ne doit aimer son corps comme l'image d'un Dieu incarné , comme tirant son origine de la même source, par conséquent lui appartenant à titre de parenté?

Aimons donc le corps raisonnablement, mais aimons-le surtout parce que l'esprit en est la partie vivante, et parce que cet esprit, subtil comme l'oxigène, est surtout la partie par laquelle l'homme jouira et se réjouira, pourvu qu'il soit sans taches et sans rides. Aimer le corps et l'esprit, c'est les conserver purs et dans toute l'intégrité de la physiologie. Comprenons leur union , leur destinée et les devoirs que nous avons à remplir envers eux ; nous serons sûrs d'une fécondité de forces qui ne peut jamais provenir d'un esprit triste et d'une nature altérée.

TABLEAU

DES MALADIES OCCASIONNÉES PAR LE VICE SENSUEL.

Il est un vice qui tue tout ce que l'homme a de plus cher, la santé, le vie. Il s'attaque au cœur , le flétrit, et tue le sentiment.

Le sujet dépravé est sans cœur , sans pitié , sans compassion ; il est cruel , égoïste , ingrat. C'est peu ; il se rend par le cœur cruellement malade ; il le fait battre violemment , il le tuméfie et le rend nerveux, et il jette un grand trouble dans la circulation. Bien des maladies en sont la conséquence : les anxiétés ou les gênes précordiales, les étouffements , les angoisses, les spasmes, les lipothynies ou pertes de connaissance, les attaques apoplectiques , soit nerveuses , soit sanguines. Il attaque la respiration , car le sang appauvri qui circule mal par le cœur circule mal aussi par les poumons;

de là l'oppression, la courte haleine, les soupirs entre-coupés, les bâillements, les ennuis, les pandiculations et les reflux de sang vers le cerveau par l'effet de ces obstacles.

Le sang dépravé irrite le cerveau, le surexcite, l'électrise et le galvanise à tel point que la plus complète incohérence règne dans l'ordre des idées et des facultés intellectuelles ; il fait plus, il attire sa substance, il l'enflamme, il la ramollit ; aussi, rien n'est-il plus commun que les ramollissements de cerveau, les encéphalites et les méningittes chez les sujets dépravés. Nous en avons vu beaucoup mourir de ces maladies accompagnées d'horribles convulsions et de cris perçants. Le sujet dépravé ne peut plus digérer, il a des renvois, des éructations nidoreuses, des chaleurs épigastriques, des pesanteurs d'estomac, des anorexies, des flatuosités qui engendrent de cruelles coliques, du méthéorisme ou ballonnement du ventre ; il est dégoûté, il n'a point d'appétit, il n'aime que les choses excitantes et irritantes, et il est toujours très-profondément triste sous l'influence d'une constipation opiniâtre : cela ajoute à son mauvais caractère. Les nerfs du sujet dépravé sont constamment irrités, et si faciles à agacer, que la moindre contrariété les irrite et les bouleverse. Il est atteint de ce que l'on appelle en médecine l'éréthisme nerveux (exquise sensibilité des nerfs, que par erreur on a souvent pris pour de l'inflammation). Les fonctions de relation sont parfaitement troublées, ses mouvements désordonnés, ses membres agités, sans tenue, sans maintien, sans manières décentes, sans *decorum*. Il porte sur sa physionomie blémissante et plombée la honte de ses actes, et l'impureté de son cœur y est exprimée : ses yeux sont égarés et luisants au fond de leurs orbites, son regard timide ou effronté, ce dernier a toujours lieu chez les personnes éhontées ; il grimace quand il rit, les traits de sa physionomie sont comme éraillés, disjoints, mal rangés ; l'émaciation de son corps ressemble à cette lividité de la face dont nous avons déjà parlé ; sa graisse

a fondu et ses os se sont collés sur sa peau : il est mai-
gre, défiguré.

Pallor in ore sedet, macies in corpore toto.

Le sens qui le réduit en cet état, c'est le sens dépravé, il tue le cœur : c'est du cœur que naît la vérité ;
il n'a plus de cœur, donc tous ses jugements ne sont que
des erreurs. La vérité n'est qu'un sentiment exprimé, il
n'a plus de sentiment, donc il ne peut plus avoir de
vues lumineuses ; son esprit erre comme son cœur dans
les grandes régions hypothétiques. Il est un nerf profond, centre de la vie, profondément lésé par le vice de
la dépravation, c'est le *nerf viscéral* ou *grand sympathi-
que*. Le frapper, c'est frapper au foyer de la vie centrale;
ses irradiations vont porter la force à tous les viscères ;
eh bien, ce nerf est comme foudroyé, anéanti, mortifié,
ravagé, réduit à l'état de commotion et de stupeur par
l'abus du sens dépravé : il en résulte toutes sortes d'accidents morbides, de l'épuisement, de l'inertie dans les
forces de la digestion, des douleurs nerveuses inté-
rieures, de la gastralgie, de la dyspepsie, des altérations
du fluide sanguin, de la perversion de sécrétion, des
troubles de fonctions et des suppressions dans les actes
physiologiques du rein, du foie, de la rate, du cœur,
des poumons ; des suppressions de règles, des tarisse-
ments de transpiration cutanée, et par contre-coup des
aberrations dans les nerfs de la vie animale dont les
actes sont pervertis, sans but et sans fixité, tous actes
excentriques qui jettent le désordre dans les mouvements de ces nerfs, qui s'éloignent de plus en plus de
l'unité qui constitue l'harmonie et la santé. Aussi, il est
facile de juger de la nature de la cause par le trouble
qui s'y remarque, et le praticien qui ne verrait pas
d'où provient ce désordre, serait loin de comprendre son
art et les sources capitales des indications.

Quelles immenses conséquences pour les destinées

de l'homme ! quel vide dans cet art qui méconnaîtrait
l'infini qui se trouve dans le vaste domaine du cœur !
quel état de vanité de principes et de sciences pratiques
dans l'homme de l'art qui ignorerait que c'est par le
cœur que l'homme est homme, et qui ne saurait pas que
quiconque parle et agit sans le cœur n'est plus homme,
parce que le *vir* ou l'homme fort n'est que là ! Le sujet
dépravé n'est plus un homme social : il hait la société,
il est misanthrope, il se retire du monde qui le méprise;
sa vie est une vie de hibou , il n'aime point et il n'est
point aimé.

« J'ai déjà vu dans ma vie bien des jeunes gens, dit
Lacordaire , et je vous le déclare , je n'ai jamais rencontré de tendresse de cœur dans un jeune homme dé-
bauché ; je n'ai jamais rencontré d'ames aimantes que
les ames qui ignoraient le mal ou qui luttaient contre
lui. »

En ce qui concerne le rôle du medecin, un praticien
a dit : Que le cœur est aussi médecin, qu'il éclaire la
tête, qu'il fixe l'esprit sur les intérêts du malade. Quel
sanctuaire sacré et respectable ! Quand l'homme a vu
quelque chose, quand par cette lumière qui brille en lui
il voit apparaître une autre face de son être, une autre
puissance, c'est le cœur où siège la sensibilité. Il faut
qu'il se nourrisse, mais d'une substance qui lui est es-
sentielle, la foi : la foi est pour le cœur ce qu'est la
viande pour l'estomac. La nature de ses actes provient
de la nourriture qu'il s'assimile. S'il se nourrit de vices,
l'homme produira des actes vicieux, car toujours on voit
que les effets participent de la nature de la cause ;
s'il se nourrit de poison , il le distillera autour de lui ;
l'homme ne peut le maîtriser et lui faire produire des
actes qui ne sont pas dignes de lui qu'en se séparant
de tout ce qui le dépare, et en traitant ses passions en
ennemies et en faux prophètes. Tant que l'esprit et la
raison ne diront pas aux passions : Vous êtes mes
esclaves ! il sentira le poison se glisser dans ses veines :
Venenum sesse in venas insinuet. Mais, dira-t-on, il est

de ces passions qui ne peuvent se vaincre ; il le faut bien, c'est la gloire de l'homme, c'est là ce qui le distingue des brutes ; s'il n'y avait pas de passions, il n'y aurait pas de vertu ; s'il n'y avait pas de vertu, il n'y aurait pas de mérite ; s'il n'y avait pas de mérite, il n'y aurait pas de récompense ; s'il n'y avait pas de récompense, il n'y aurait pas de ciel pour l'ame. Les passions grandissent l'homme ; elles divinisent sa nature ; elles l'élèvent au-dessus de la terre, quoiqu'il y demeure péniblement attaché : vaincre ses passions, c'est le caractère distinctif de l'homme.

Oh ! si les vierges sont les anges de la terre, si ceux qui n'ont aucune part aux plaisirs des alliances sont comme des anges dans le ciel, si le feu de la fournaise de Babylone n'osa toucher le corps de trois jeunes hébreux, si les lions affamés respectèrent celui du prophète Daniel, parce qu'ils faisaient profession d'une pureté parfaite, la pureté sans doute sera grande devant les hommes, puisqu'elle est si grande devant Dieu. Bon jeune homme qui me paraissez si bien né de la bonne foi, je vous en conjure ; que c'est essentiel à votre santé comme à votre avenir ! le croyez-vous au moins ? Eh bien, songez donc que celui qui vous parle ainsi n'est pas un moraliste, mais un médecin qui a vingt-cinq ans d'expérience et qui a toujours vécu avec les malades dans la grande cité :

Si mon cœur, fatigué du rêve qui l'obsède,
A la réalité revient pour l'assouvir,
Au fond des vains plaisirs que j'appelle à mon aide
Je trouve un tel dégoût, que je me sens mourir...
Au jour même où parfois la pensée est impie,
Où l'on voudrait nier pour cesser de douter ;
Quand je posséderais tout ce qu'en cette vie
Dans ses vastes désirs l'homme peut convoiter,
Donnez-moi le pouvoir, la santé, la richesse,
L'amour même, l'amour, le seul bien ici-bas ;
Que la blonde Astarté, qu'idolâtrait la Grèce,
De ses ailes d'azur sorte en m'ouvrant les bras,
Quand je pourrais saisir dans le sein de la terre
Les secrets éléments de sa fécondité,

Transformer à mon gré la vivace matière
Et créer pour moi seul une unique beauté;
Quand Horace, Lucrèce et le vieil Epicure
Assis à mes côtés m'appelleraient heureux,
Et quand les grands amants de l'antique nature
Me chanteraient la joie et le mépris des dieux;
Je leur dirais à tous : Quoique vous puissiez faire,
Je souffre, il est trop tard; le monde s'est fait vieux;
Une immense espérance a traversé la terre,
Malgré nous vers le ciel il faut lever les yeux !

Les stigmates du vice sont peints sur le front du vicieux, lisez-les :

Vois ces spectres dorés s'avancer à pas lents,
Traînant d'un corps usé les restes chancelants,
Et sur un front jauni qu'a ridé la mollesse,
Etaler à trente ans leur précoce vieillesse :
C'est la main du plaisir qui creusa leur tombeau,
Et bienfaiteur du monde il devient leur bourreau...

Nous en avons beaucoup de ces jeunes gens qui portent la flétrissure du temps, qui, dégénérés avant d'avoir atteint la naissance totale de l'être, le front chargé de rides, les yeux caves, traînent sous le soleil une jeune existence caduque.

Qui a fait ces cadavres? qui a ôté à ces jeunes gens la fraîcheur de leur âge? qui a touché ces enfants chétifs? n'est-ce pas le vice honteux et dégradant dont nous venons de parler? Victime de sa dégradation, le malheureux a vécu solitaire, il a oublié qu'il était homme; tout-à-coup, sa mère toute chrétienne ne l'a plus vu réciter ses prières : déjà le vice avait pris la place de la foi, et, s'y plongeant à bride abattue, bientôt ils descendront tous deux dans la tombe.

Ce sens n'est donc pas seulement un sens dépravé, c'est un sens abject, parce qu'il tue le cœur, parce qu'il substitue l'émotion du sang à l'émotion de l'ame; il a donc tué son cœur; or, quoi de plus abject que de tuer son cœur, et si le cœur est tué, que lui reste-t-il de bon et d'humain? pourtant le sens de la dépravation fait d'avantage, il tue le cœur de son semblable, il ravage son ame, il est déicide ; il se tue lui-même, il tue son semblable, et il tue Dieu dans le cœur des autres et dans le sien.

SUITES ET RAVAGES DE CE VICE.

Celui qui débute dans une telle carrière ne sait pas où il arrivera : s'il y pensait, cela l'effraierait ; il se verrait jugé comme tant d'autres, condamné à mourir dans les prisons, dans les cachots, sinon sous le coup fatal du couteau de Guillotin. On ne réfléchit donc jamais assez aux conséquences de ce vice, du vice qui vous mène si loin quand on s'y est engagé. Pourquoi avant de commencer ne pas faire cette réflexion, puisqu'elle est démontrée vraie par l'expérience ? Que faudrait-il pour guérir sûrement de ce vice qui décime les villes et qui a envahi les campagnes ? Je voudrais que tout père de famille fût forcé par une loi de famille, et cette loi serait bien paternelle, de conduire ses enfants dès le jeune âge dans des hôpitaux de vénériens. C'en serait assez ; l'impression serait si profonde, qu'elle ne s'effacerait jamais. Car, dussent-ils mourir par l'effet de la plus rigoureuse continence, ils préféreront certainement la mort par la vertu à la mort qui arrive par les effets du vice. Pas un ne balancerait un instant, et ils diraient : Nous aimons mieux mourir en saints que de mourir en réprouvés et en désespérés ! Non, non, la continence ne fait pas mourir, elle fait vivre en anges et en hommes; elle féconde les sources de santé, elle procure, produit la force, la joie et le bonheur.

BALANCE DE LA SANTÉ.

Si vous voulez mesurer les degrés de santé, calculez la somme des vertus et des vérités dont votre sujet est en pleine puissance ; voyez après cela la somme des vices et des défauts, jugez ensuite, et vous ne vous tromperez pas.

L'HOMME

Est vicieux, orgueilleux, mais au fond de tout cela il est religieux malgré lui.

Trois grandes puisances marchent avant la volupté : la première, vous allez vous en étonner, la première est la passion religieuse, le besoin de commercer avec Dieu. Oui, la passion religieuse marche dans l'homme avant toutes les autres, car la volupté ne touche qu'aux sens, et les sens s'épuisent vite. Mais la passion religieuse a faim de la divinité et a sa racine au plus profond de son être. La faim de la divinité vient donc avant la volupté, elle lui survit, si violente qu'elle soit.

L'homme ici-bas est sujet à trop d'humiliations pour ne pas seconder et porter en avant dans soi-même un sentiment meilleur et plus doux, celui qui nous rapproche de Dieu, et nous fait chercher notre dignité dans sa grandeur ; pourquoi ? parce que l'homme porte au fond de son cœur le cachet de l'immortalité.

Sors tua mortalis, non est mortale quod octas.

Tout ce qui ne mène pas l'homme à sa fin, l'abat.

Il faut que je vous fasse une confidence, disait Volney : je n'ai jamais été gai que par emprunt, écrivait-il un jour à son ami, les jouissances m'ont tué sans me procurer jamais aucun plaisir.

LE SENTIMENT RELIGIEUX ET LA RAISON.

Puisque la racine religieuse est dans le fond de sa nature, la nature certainement vaincra toujours la volonté. Les autres passions violentes amènent moins un pareil résultat. La tristesse, effet de ces passions, laisse aussi triompher la nature malgré la volonté. La joie sauve la liberté et soutient la force de l'esprit contre la nature révoltée. Les antagonistes des passions qui proviennent de la nature, les caprices, les fantaisies de la chair, sont avantageusement combattues par la plus noble qualité du cœur. Mais il faudrait enchaîner ce fou, cet insensé, ce cheval fougueux à qui on a laissé flotter les rênes et qui court se précipiter à bride abattue sans avoir égard aux précipices qui se rencontrent sur son passage et où il tombe subitement, après avoir oublié qu'il était homme.

MÉDECINE DE DIEU.

Malgré cela, ne désespérons jamais de revoir renaître la vertu et la foi dans le cœur de ceux qui en ont ainsi brisé les liens. Tous les jours, la Vierge Immaculée fait de tels miracles, et Dieu agit sur l'homme à l'insu de l'homme ; quand il veut faire voir qu'un ouvrage est tout de sa main, il réduit tout à l'impuissance et au désespoir, puis il agit : la pêche miraculeuse est une image par laquelle le monde s'est trouvé engagé dans les filets de l'Evangile, sa parole en est le rets. Vertueux jeunes gens légers, allez vous y faire prendre.

L'HABITUDE REND INCORRIGIBLE.

Pour vous qui continuez, prenez garde ! connaissez

le danger imminent : vous pouvez bien vous jeter seul dans l'abîme, mais pour vous en retirer seul , c'est une chose impossible , la grâce se lasse et le salut est incertain.

Jésus commence ses conquêtes : il a déjà prêché son Evangile, déjà les troupes le pressent pour écouter sa parole, personne ne s'est encore attaché à lui , et parmi tant d'écoutants il n'a pas gagné encore un seul disciple; aussi ne reçoit-il pas indifféremment tous ceux qui se présentent pour le suivre ; il y en a qu'il rebute, il y en a qu'il éprouve, il y en a qu'il diffère, et à ses temps destinés, il a ses personnes choisies, il jette ses filets, il tend ses rets sur cette mer du siècle , mer immense , mer profonde, mer orageuse et éternellement agitée : il va prendre des hommes dans le monde, mais quoique cette eau soit troublée, il n'y pêche pas en aveugle , il sait ceux qui sont à lui , il regarde , il considère , il choisit.

SANS DIEU

L'homme est le jouet de ses sens.

Quand on parle de la virginité , c'est-à-dire de la force de l'esprit sur les sens, il faut poser comme base : 1° que l'homme ne peut rien sans Dieu ; 2° que la force morale ne vient pas de l'homme ; 3° qu'il est parfaitement impuissant à faire tout bien et à se conduire sagement.

Si Dieu ne lui vient en aide , l'homme est le sujet de ses passions : Dieu est le vaillant soldat qui combat pour lui, il est le Dieu de la pureté comme il est le Dieu des armées; de sorte que, pour savoir la vérité, il faut savoir que tout homme n'est homme de bien et vertueux que par un miracle de la grâce , et la grâce ne descend sur l'homme que par la coopération à la grâce , c'est-à-dire en faisant de son côté tout ce qu'il peut pour se soutenir dans la vertu.

TOUT CE QUI CONTRARIE L'HOMME

Le fortifie.

Tout ce qui gêne l'homme le fortifie : il ne peut obéir sans se perfectionner, il ne peut se priver sans s'ennoblir, et par cela seul qu'il jouit, il est malheureux, il se tourmente et il rêve de nouvelles jouissances qui ne le satisfont pas mieux que les premières. Malheur à lui, s'il désire ! Au contraire, l'homme a tout s'il ne désire rien : il est riche, il est roi, il est dieu. Mais nous lui dirons qu'il a intérêt de savoir que si à quinze ans il triomphe de telle passion, à vingt ans il s'en présentera une autre, et que chaque âge aura ses passions particulières à combattre.

L'homme est donc dès en naissant soldat ; par cela seul qu'il obéit à Dieu, il sert ses intérêts. Cette tendance continuelle est son moyen éminemment préservatif.

La santé est un principe de résistance, la maladie un principe contraire. Fortifier le principe de résistance, c'est fortifier la santé ; diminuer la puissance de ce principe, c'est désharmoniser, détruire les synergies, tuer la force de résistance, *ne quid nimis.*

> L'homme au doute, à l'erreur abandonné, sans lui,
> Cherche en vain des roseaux qui lui servent d'appui.

L'homme qui n'a pas la foi aura raison de dire : Je ne puis être chaste, c'est trop fort pour moi, j'en deviendrais fou ! Jetez les yeux sur les vierges, sur le monde choisi d'hommes et de femmes qui observent la plus rigoureuse continence, et dites pourquoi vous ne pouvez suivre leur exemple ? cependant ils sont hommes comme vous, hommes dans la vigueur de l'âge ; ils ont les mêmes passions que vous à combattre ; leur nature est

faible et fragile tout comme la vôtre. Pourquoi donc ont-
ils pu demeurer continents dès la fleur de leur âge
jusqu'à ce jour? Est-ce parce que Dieu leur a envoyé
plus de grâce qu'à vous? Demandez et vous recevrez.
Voilà ce qui fait le vaillant soldat! Que l'ennemi ose
entrer dans la place, qu'il ose l'attaquer; s'il l'attaque,
il en sera violemment repoussé : tout soldat vertueux
est puissant parce que son cœur est divin; et quoique
les passions l'assiègent comme une armée rangée en
bataille , il les repoussera et restera fort , parce qu'il
combat avec des armes divines.

VIR.

Il faut rester homme. L'expérience parle et dit : Où
conduit l'instinct dont nous parlons , ou plutôt à quels
maux ne conduit-il pas? il conduit à tous les maux du
corps et de l'esprit. Je ne reviens point sur son hideux
portrait, je veux au contraire en détourner vos yeux; le
tableau vous en a été présenté, vous avez vu l'homme
défiguré, trop au-dessous de lui-même; car , si vous
vous le rappelez, ce n'est plus l'homme, c'est quelque
chose au-dessous de l'animal ; si en perdant sa qualité
d'homme il descendait pour se placer au niveau de la
brute et lui être semblable , comme elle il marcherait
vers un but déterminé, car tout y marche dans la nature,
tout obéit à une loi; tandis qu'ainsi dégradé, l'homme
ne marche vers aucun but, sinon vers un abîme sans
fond :

> L'éternité, gouffre des ames
>   Où tout se fond,
> Fleuve de lumière ou de flammes ,
>   Sans bords ni fond ;
> Des intarissables délices
>   Centre divin,
> Ou cercle immense de supplices
>   Tournant sans fin...

CHERCHER LE PLAISIR

Dans les jouissances, c'est chercher le bonheur où il n'est pas.

Nous nous préparons des peines toutes les fois que nous cherchons des plaisirs ; nous sommes malheureux dès que nous désirons d'être plus heureux. Le bonheur, dit Buffon, est dans nous-mêmes, il nous a été donné; le malheur est au dehors, et nous l'allons chercher... Pourquoi ne sommes-nous pas convaincus que la jouissance paisible de notre ame est notre seul et vrai bien ? que nous ne pouvons l'augmenter sans risquer de le perdre, que moins nous désirons plus nous possédons, qu'enfin ce que nous désirons au-delà de ce que la nature peut nous donner, est *peine* et que rien n'est *plaisir* que ce qu'elle nous offre.

LE SENTIMENT

Est plus fort que la raison.

Mais, direz-vous, tout ceci ne s'accorde guère avec la raison. Interrogez-vous vous-mêmes, philosophes de la raison, et dites-nous si vous ne sentez rien dans votre intérieur d'opposé à cette raison , et ce que vous sentez, vous en défiez-vous ? c'est Dieu même qui l'a placé dans votre cœur, je ne saurais donc penser comme vous, et je trouve dans ce jugement interne une sauvegarde contre tout sophisme de la raison. Je crains même à cette occasion de confondre les penchants secrets de mon cœur avec ce *dictamen* plus secret et qui , en dépit de moi, me ramène à la route du vrai. Ce sentiment intérieur est celui de la nature elle-même, c'est un appel de sa part contre les sophismes de la raison ; et après tout, combien de fois la philosophie elle-même avec toute sa fierté n'est-elle pas forcée de recourir à ce jugement interne qu'elle affecte de mépriser !

Les sentiments qui agitent et gouvernent l'esprit et le cœur, augmentent les ressorts ou les diminuent, donnent ou retirent au corps les forces dont il a besoin. C'est cette force intérieure qui faisait dire à saint Arnault : Il se passait chez moi quelque chose d'extraordinaire ; le corps, l'esprit, tout était malade, et cet état avait occasionné un grand désordre qui avait attaqué le principe de vie. Je me suis réfugié dans la méditation, de la méditation dans la prière ; dimanche je commencerai comme un vrai chrétien ; cette conversion t'étonnera peut-être et tu verras en moi une grande transformation.

La transformation est la même que celle qui fait d'un bon officier un grand homme de guerre : il suffit de bien engager la bataille et de la gagner.

C'est encore le sentiment intérieur qui faisait dire au maréchal Ney : J'ai une femme qui est un ange, je veux mourir en chrétien ! Et il y mourut, avec cette allégresse de l'amour, cette grâce de l'innocence, cette compassion, ce charme inénarrable qui est quelque chose de divin. Enfin c'est cette expression de sentiment qui faisait dire à un de nos braves soldats d'Orient, malade et alité : Venez souvent, ma sœur, toutes les fois que vous entrez il me semble voir la France et ma mère !

La mort, dit Bossuet, révèle ce secret du cœur ; combien d'hommes sont chrétiens sans le savoir, ou, chose presque plus étrange, sans oser le montrer. Augustin d'Hipponne a aussi dit en parlant de notre nature : Je ne suis à moi-même que comme une mer profonde que je ne creuse qu'avec beaucoup de travail et dont je ne saurais encore trouver le fond, tant le principe qui me fait vivre a d'activité, de force et d'étendue.

L'homme sensuel est l'histoire d'Annibal à Capoue. Il y a de quoi s'étonner dans cette étude profonde ; l'esprit commande quelque chose au corps et il est obéi sur-le-champ ; l'esprit se commande quelque chose à lui-même, et il n'est point obéi ; l'esprit commande à la main de se mouvoir, et l'obéissance de la main est si

prompte, qu'à peine peut-on remarquer que ce commandement de l'esprit ait précédé, quoique l'esprit et la
main soient deux choses essentiellement différentes ;
l'esprit se commande à lui-même de vouloir telle chose
ou telle autre, et il ne s'en fait rien, quoique ce qui
reçoit le commandement ou le fait, soit la même
chose.

C'est pourquoi l'homme a dans sa nature un principe de désobéissance, une loi d'opposition, une volonté
partagée, Ce n'est pas cette volonté double dont parle
Cicéron : *Duplex voluntas* et le *miser homo* de l'orateur
romain : *Ob duplicem in homine voluntatem ;* mais,
comme l'a dit l'évêque d'Hipponne, saint Augustin, une
volonté partagée, la volonté qui commande, dit-il, n'est
que cette même volonté partagée qui veut et ne veut
pas ; et ne commandant qu'à demi, fait que ce qu'elle
commande ne se fait pas. Cela n'est autre chose qu'une
maladie de l'ame tirée à la fois en bas et en haut, ce
qui fait qu'il y a deux volontés dans une même ame, et
que ce qui manque à l'une et l'empêche qu'elle ne soit
entraînée, est précisément ce qui fait l'autre. La vertu
sans contredit la plus capable d'atténuer cette opposition,
cette contradiction originelle qui se trouve greffée dans
la nature de l'homme, c'est la sublime vertu de virginité.
C'est elle en effet qui dit à l'homme : Ne vis ni dans la
dissolution des festins et de l'ivrognerie, ni dans la débauche et l'impudicité, ni dans un esprit de contention
et de jalousie; mais relève-toi et prends garde que le
soin que tu as de ta chair n'aille jusqu'à contenter la
sensualité.

Ces herbes, plus utiles à l'humanité que les cèdres du
Liban, feront briller ton ame par leurs vertus salutaires
et seront non-seulement un antidote souverain contre la
malignité de ta maladie, mais encore elles aideront à
faire fleurir ta virginité, autant que l'intempérance de
mets succulents servirait à la perdre.

Il est une autre maladie morale dans l'homme et en-
racinée dans sa nature comme le vice de l'incontinence ,

c'est l'orgueil ; le remède à lui opposer le plus fruc-
tueusement, c'est la vertu contraire, en sorte que ses
effets sont merveilleux pour réformer la nature vicieuse
de l'homme.

L'orgueil, ce fier ennemi de l'homme et de l'humanité, est donc tout aussi naturel à l'homme déchu que
cet instinct de la chair que le grand Cuvier avait nom-
mé un rêve. Un jour César, en passant dans je ne sais
quel village des Alpes, et s'apercevant sur le petit forum
d'une agitation pour le choix d'un chef, s'arrêta un
moment devant ce spectacle. Ses capitaines qui étaient
autour de lui s'étonnaient : « Est-ce qu'il y a aussi dans
ce lieu des disputes sur la prééminence ? » Et César,
en grand homme qu'il était, leur dit le mot que vous
savez tous : « J'aimerais mieux être le premier dans
cette bicoque que le second dans Rome ! » C'est là le
vrai cri de la nature. Un autre César moderne lisant
une lettre d'un membre de l'Institut qui commençait
par ces mots : « Mon cher collègue », et froissant le
papier dans ses mains, lui, qui avait l'habitude de
contresigner la victoire, répétait avec dédain : « Mon
cher collègue ! » quel style ! Voilà l'homme ; voilà le
sentiment qu'il a de lui-même. Il faut le combattre, dit
la médecine du vrai, parce que ce sentiment est patho-
logique aussi évidemment que l'incontinence ; et par
quel moyen ? c'est en lui substituant la belle et noble
vertu de l'humilité, à l'aide de l'intégration et de la sta-
bilité de notre angélique vertu. Je puis donc dire qu'il
y a en elle une thérapeutique profondément savante.

Je me borne là, et je crois avoir désigné de grandes
sources d'indications. C'est en prenant la médecine par
ce côté qu'on arriverait à des résultats de la transformation admirable de tarissement de maux infinis qui
pleuvent sur l'humanité souffrante. Oui, il faut comprendre l'homme au fond, autrement toute notre méde-
decine ne serait jamais qu'un art superficiel qui ne
rendrait qu'en petit les services qu'elle peut rendre en
grand.

4

C'EST UN DEVOIR

De se traiter quand on est malade.

Quand Dieu nous rend malades, dit saint François de Salles, je ne sais pas, et vous ne le savez pas non plus, s'il veut que le mal soit suivi de la mort ou n'en soit pas suivi, mais je sais que par sa volonté signifiée il veut qu'en attendant l'événement qu'il a ordonné, j'emploie les remèdes propres à opérer la guérison : je les emploierai donc fidèlement, et je ne négligerai rien de tout ce qui peut contribuer à chasser les maladies.

Ce qui s'en éloigne et ne l'atteint que tardivement est réputé vain.

La science de l'homme, comme la vérité, est bonne à tout le monde ; personne ne devrait s'en priver. L'art n'a pas seulement été créé pour guérir, mais pour empêcher d'être malade. L'art de guérir n'appartient qu'au médecin, mais l'art de se conserver en bonne santé appartient à tous. C'est le domaine public où tout le monde a droit. Savoir se soigner, c'est le premier des arts, le plus important ; et cet art, tout le monde doit le connaître, c'est-à-dire connaître les lois de la nature dont l'infraction nous fait tomber tout-à-coup d'un état bien portant dans un état contraire.

On peut, on doit n'être pas ignorant au point qu'on l'est généralement sur l'ensemble des causes qui, mises en rapport avec la constitution, l'envahissent à son détriment, démolissent sourdement les principes de forces et de vie à la manière d'un poison lent. On peut, on doit savoir dans quelles conditions on doit se tenir et pour guérir, et pour se maintenir en santé. Cette question sera mise à la tête de la *Santé des Ages*. Le monde des malades ne sait rien, pas même se donner les premiers soins, user des prescriptions les plus communes ; il fau-

dra le lui apprendre ; car de cette ignorance résultent
des inconvénients immenses, et c'est parce que je les ai
vus si fréquents que j'essaierai de les prévenir dans
l'ouvrage dont celui-ci n'est que l'annonce , *Santé des
Ages.*

L'idée la plus physiologiste et en même temps la plus
médicale, c'est celle que nous choisissons pour titre de
notre ouvrage : *Nature et Santé des Ages.*

L'homme qui se connaît est déjà médecin, médecin
du corps et de l'esprit, embrassant ainsi l'homme entier
dans cette étude physiologique ; en sachant faire plier
ses instincts devant la haute raison acquise par la foi
du sentiment qu'il porte dans son cœur, l'homme rend
sa vie conforme à sa destinée : Notre destinée, dit-il ,
n'est pas d'habiter des maisons si fragiles, il faut à notre
cœur une patrie où les jouissances soient plus stables et
le bonheur moins prompt à lui échapper ; idée , je le
répète, d'une très-haute portée pour la santé , en ce
qu'elle est fondée sur la nature de l'homme et dans le
sentiment même qu'il n'a pas toujours le courage d'exprimer , excepté pourtant dans les circonstances où
quelque malheur est venu le frapper subitement. C'est
alors que son sentiment profond se révèle et qu'il s'écrie,
lui aussi, comme son Sauveur sur la Croix : *Deus meus,
Deus meus , ut quid dereliquisti me?* Mon Dieu , mon
Dieu, pourquoi m'avez-vous abandonné ?

Il n'y a pas de guérisons possibles si l'on ne connaît
pas la physiologie des âges, si l'on n'a une juste idée de
l'homme et de sa nature, enfant , jeune , adolescente,
mûre et déclinant vers la tombe : L'esprit est enfant, a
dit un physiologiste , dans un cerveau enfant. En vain
d'un autre côté voudrait-on juger de l'esprit autrement
que par le physique, au point de vue physiologique ; en
vain voudrait-on séparer les deux natures ou leur ôter
leur influence réciproque, en attribuant peu ou pas assez
à ces deux éléments de nature opposée , mais insé-
parables , et qui constituent l'unité humaine pendant
la vie.

Il faut nécessairement que la médecine tienne compte de ces deux rapports, du physique et du moral ; il faut qu'elle aille chercher l'homme aussi loin qu'il est possible pour attraper le premier anneau de la chaîne des germes morbides dont les causes secondaires auxquelles on se contente souvent de remonter, ne sont que des branches, des ramifications de ce premier germe latent ; déceptions qui attendent les observateurs inattentifs ou qui négligent de considérer l'homme dans sa plus haute physiologie, où l'art, en devenant divin, obtient la sanction des fruits qu'il promet. Nous savons bien que ces doctrines déplairont aux libres penseurs qui ne veulent rien accorder qu'à la raison ; qu'importe ! nous aussi, nous sommes libre penseur ; en conséquence, nous plaçons les vérités de sentiment avant les vérités de raisonnement : La raison humaine, a dit Montaigne, est comme un homme ivre à cheval, se portant tantôt à droite, tantôt à gauche, jusqu'à ce que le moment de sa chute en bas soit arrivé. La raison n'est donc point une source de certitude, comme le sentiment qui a Dieu pour base de ses mouvements.

La médecine comme la chirurgie ont trois domaines à parcourir dans l'homme : le domaine naturel ou anatomique, c'est-à-dire le corps humain, composé d'appareils ou séries d'organes tendant à la même fin fonctionnelle, le domaine du sentiment, et le domaine de l'esprit ou de la raison. Dans le domaine naturel se trouvent les sympathies ou les fausses douleurs, partant d'un point malade d'où elles s'irradient. Il ne faut pas les confondre avec les maladies elles-mêmes et ainsi mêler les effets avec les causes. Le domaine naturel a ses sources de vie propres dans les *viscères* (je nourris, je me nourris moi-même et je nourris), ses départements voisins, qui sont les organes superficiels et qui constituent une vie à part, tels que les muscles, les nerfs, les os. Or, c'est pour nourrir toutes ces vies que l'on mange et que l'on digère chaque jour ; acte si important que cette digestion, qu'il ne cesse ni jour ni nuit de s'exécuter. Vie qui veille et vie qui dort, voilà les deux vies naturelles dans l'homme, dans l'animal, et même dans les végétaux. Quelle attention il faut avoir pour se rendre bien compte dans un examen de tout ce domaine matériel des organes qui, comme nous l'avons dit, comprend aisément le mouvement de la vie dans les actes de la digestion, dans le cœur qui reçoit le sang et le renvoie, comme une pompe aspirante et foulante, jusqu'au cerveau, qu'il baisse et qu'il élève à chaque pulsation du pouls ; enfin, dans les poumons chargés de rajeunir le sang ou de le recréer au moyen du contact de l'oxigène de l'air.

Tous ces mouvements ont un moteur, c'est le système nerveux ; toutefois, le système nerveux, qui part du cerveau et qui y prend son origine ainsi que dans la moëlle épinière, fait mouvoir le tout mais non pas digérer ; c'est en outre un appareil nerveux, profondément situé dans l'abdomen qui se charge de la nutrition. Si vous voulez savoir son nom, c'est le nerf ganglionnaire : vous le reconnaîtrez dans vos digestions laborieuses, dans vos douleurs d'entrailles, vos inappétences et toutes vos dyspepsies, en général ; car c'est à ce nerf qu'il faut rapporter la pluralité des maux que vous souffrez intérieurement.

Le domaine de la raison sert à guider ces divers appareils, à les guider et à leur commander. Sans doute, l'autorité de l'esprit n'ira pas jusqu'à arrêter les battements du cœur ou à défendre de digérer à l'estomac et aux intestins, mais il montre toujours qu'il est le maître de les commander en leur refusant, s'il le veut, jusqu'aux premiers matériaux du besoin. L'esprit est donc maître du corps puisqu'il peut le faire mourir de faim, qu'il a ce pouvoir et cette liberté.

Dans l'homme, dit Pascal, il y a trois flambeaux : la raison, l'intelligence, le sentiment. Or, ces trois facultés font partie de la vie naturelle ou organique, et l'homme de l'art a droit de les connaître, non-seulement pour s'orienter dans la nature de la maladie par ces données physiologiques, mais encore pour déterminer la nature d'un traitement qui soit en rapport et avec la maladie et avec les vérités physiologiques qui y donnent naissance ; car, faire de la médecine physiologique , c'est tout explorer, c'est juger du fond par la superficie, c'est remonter des symptômes à la source du mal. Pour y arriver, l'esprit se trompe , la raison se trompe , ainsi que le raisonnement ; mais ce qui ne se trompe pas , c'est l'expérience : *experientia constat* ; ce qui ne se trompe pas , c'est l'inspiration. Donc, la vérité qu'on découvre par le sentiment ou par l'inspiration , a un plus haut degré de certitude que la vérité qu'on découvre par la vue de l'esprit et du raisonnement, pourvu que les lumières du cœur (cela va sans dire) aient part à cette découverte, et que ce sentiment, pur et dégagé des sens, soit encore secondé et encouragé par la joie qui a sa source dans la pureté même du domaine de la morale ; c'est même dans elle qu'il faut chercher cette lumière qui prête son flambeau à l'intelligence et à la raison. Non, en médecine comme en toute autre science, nous ne disons pas qu'il faille rejeter l'intelligence et la raison, et même nous sommes loin de nier les lumières qu'elles peuvent nous fournir, mais ce guide est infidèle, il nous faut à nous un guide plus infaillible, et ce guide c'est le sentiment du vrai , qui frappe dès qu'il se présente.

Voilà pourquoi la médecine est une science d'observation, c'est que la nature est un livre vrai où il faut lire ou plutôt où il faut juger d'après ce qui frappe les yeux. Ce qui frappe les yeux irrite plus l'esprit, a dit le poète, dont la décision confirme la nôtre :

Segnius irritant animos demissa per aures
Quam quæ oculis subjecta fidelibus.

Pour l'homme, qui ne subsiste que par les mouvements qu'il trouve dans sa nature, il est impossible que le repos lui donne lieu de se considérer sans être incontinent attaqué de chagrin et de tristesse. S'il n'est pas sain dans son sentiment, il ne peut se regarder, il se hait et il s'aime ; or, l'homme qui s'aime ne hait rien tant que de se trouver seul avec lui, parce que se voyant, il ne se voit pas tel qu''il le désire. Qu'on le choisisse dans toutes les conditions qu'on voudra, avec toutes les satisfactions imaginables ; si celui qu'on a mis en cet état est sans occupation et sans divertissement, et qu'on le laisse faire réflexion sur ce qu'il est, cette félicité languissante ne le soutiendra pas ; il tombera par nécessité dans des voies affligeantes de l'avenir, et si on ne l'occupe hors de lui, ce sera plus qu'un malade, ce sera un malheureux ; pourquoi ? parce qu'une vérité profonde a été blessée, vérité du sentiment qui soutient non-seulement la santé, mais encore toutes les autres vérités physiologiques et morales.

Or, en toutes sciences il est d'usage de partir d'un principe certain pour arriver à des conséquences vraies : c'est par là qu'on peut juger de toutes les méthodes et des sciences conjecturales ; aussi, toutes les fois qu'on s'y est attaché comme à une ancre de salut, on s'est noyé dans ses propres idées, parce qu'on a dû voir dans elles une autre physiologie que la physiologie des illusions ; parce qu'on s'est fait une science imaginaire et hors des limites naturelles ; en un mot, parce qu'on n'a pas connu l'homme tel qu'il est et tel qu'il devrait être.

NATURE ET SANTÉ DES AGES.

On ne peut pas mieux envisager l'homme ni le voir dans un plus vaste horizon que de le considérer dès la source et dans le développement de sa vie et de ses organes. D'un autre côté, en le voyant soumis au monde extérieur, on a encore à se demander s'il ne serait pas souvent la victime d'un monde caché, ou si ce monde caché dans son intérieur ne se révèlerait pas dans sa physionomie comme un génie du bien ou du mal ; ainsi, nous avons d'abord considéré l'homme sous deux points de vue ; ensuite nous nous sommes demandé où en était la science, ce qu'elle enseignait sur la nature de l'homme, ce qu'elle prétend, et le but vers lequel elle tend pour le rétablir, le guérir, le recorporer, termes si usités parmi les anciens. Nous nous sommes dit : Est-ce la philosophie qui enseigne à l'homme à être libre penseur, ou à ne se conduire que d'après la raison, qui conduit l'homme sain dans la voie du vrai, et l'homme malade dans le chemin de la santé? non. Cette philosophie n'entend rien à la nature de l'homme, et par conséquent elle l'égare. Celle qui le matérialise fait plus encore, elle l'avilit. Une seule est donc vraie dans le domaine de l'esprit, c'est la science du sentiment, qui fait le fond de la nature de l'homme. Mais descendons, sans en tirer aucune conséquence pour les destinées. Nous descendons en effet dans le domaine organique, nous le parcourons en voyageur pressé et qui a hâte d'arriver à son but : néanmoins, nous sommes si frappé de cette architecture divine, que nous sommes prêt à nous exclamer comme Galien : Non, l'étude du corps humain n'est pas une étude, c'est une hymne que l'anatomiste chante perpétuellement en l'honneur de son auteur. Si notre Galien moderne voyait si clair dans l'homme, Récamier, c'est qu'il l'étudiait avec les yeux de la joie, et non-seulement, comme Galien, il admirait cette architecture divine, mais Récamier saisissait parfaitement la liaison ou la dispersion des sympathies organiques qui font la santé ou la maladie, et ce qu'il faisait mieux encore, il savait y rémédier.

La première partie de l'ouvrage est consacrée à étudier l'homme sous tous ses points de vues ; la seconde s'occupe à dégager la science vraie des fausses sciences qui ne brillent que d'une clarté passagère, et jamais utilement pour la santé de l'homme ; la troisième, qui comprend les conseils sur la santé ou les préceptes hygiéniques, est la conséquence des principes généraux que nous exposons tantôt sous forme de maximes ou d'aphorismes, tantôt par un exposé de la science analytique, émanant de la physiologie de l'homme déjà connu et étudié dans la profondeur de sa nature et dans la diversité de sensibilité de ses organes, comme dans les sympathies qui les relient tous mystérieusement.

Nous concluons qu'il faut à chaque organe sa dose et sa nourriture propre à chaque âge, à chaque estomac la nourriture qui lui convient, et nous disons qu'on ne pourrait, sans des inconvénients graves, nourrir un enfant comme un homme fait et robuste, ou un malade comme un sujet bien portant. Quant à la diversité, nous ajoutons qu'il n'est pas plus aisé à notre estomac de se nourrir des mêmes aliments, qu'à notre esprit d'être satisfait des choses qu'il a déjà vues et entendues nombre de fois. Il faut en tout du changement, c'est une exigence de notre nature, et sur quelques points il est nécessaire de la satisfaire pour acquérir la santé naturelle. L'insuffisance avec la variété vaudrait mieux pour l'entretenir et le fortifier que l'abondance dans l'uniformité des mets, car cette abondance même ne tarderait pas à produire des dégoûts.

La médecine change, disons-nous, elle change progressivement avec les âges, avec les générations ; certes, les principes de Galien, d'Hippocrate sont ceux de notre époque, mais la médecine de notre époque ne peut pas être la médecine de l'époque de Galien et d'Hippocrate, parce que les maladies ne sont plus aussi simples qu'elles étaient, et le genre de vie a fait dégénérer les constitutions. Il faut donc que les médications remplissent à la fois autant d'indications qu'en offrent les maladies compliquées. Après avoir marché sur ce pied, nous entrons dans le domaine de la pathologie, des maladies chroniques, et, sur des indications positives, nous donnons les meilleurs remèdes sortis de la pratique des hôpitaux.

PRIÈRE

Pour demander à Dieu le bon usage des maladies.

Seigneur, dont l'esprit est si bon et si doux en toutes
choses, et qui êtes tellement miséricordieux, que non-
seulement les prospérités, mais les disgrâces mêmes qui
arrivent à vos élus sont des effets de votre miséricorde,
faites-moi la grâce de n'agir pas en païen dans l'état où
votre justice m'a réduit : que, comme un vrai chrétien,
je vous reconnaisse pour mon père et pour mon Dieu,
en quelque état que je me trouve, puisque le changement de ma condition n'en apporte point à la vôtre,
que vous êtes toujours le même, quoique je sois sujet
au changement, et que vous n'êtes pas moins Dieu
quand vous affligez et que vous punissez, que quand
vous consolez et que vous usez d'indulgence !

Vous m'avez donné la santé pour vous servir, et j'en
ai fait un usage tout profane. Vous m'envoyez maintenant la maladie pour me corriger. Ne permettez pas
que j'en use pour vous irriter par mon impatience. J'ai
mal usé de ma santé et vous m'en avez justement privé.
Ne souffrez pas que j'use mal de votre punition, et puisque la corruption de ma nature est telle qu'elle me
rend vos faveurs pernicieuses, faites, ô mon Dieu, que
votre grâce toute-puissante me rende vos châtiments
salutaires. Si j'ai eu le cœur plein de l'affection de ce
monde pendant qu'il a eu quelque vigueur, anéantissez
cette vigueur pour mon salut, et rendez-moi incapable
de jouir du monde soit par faiblesse de corps, soit par
zèle de charité, pour ne jouir que de vous seul.

O Dieu, devant qui je dois rendre un compte exact
de toutes mes actions à la fin de ma vie et à la fin du
monde ! O Dieu qui ne laissez subsister le monde et
toutes les choses du monde que pour exercer vos élus

ou pour punir les pécheurs! ô Dieu qui laissez les pécheurs endurcis dans l'usage pernicieux et criminel du
monde! ô Dieu qui faites mourir nos corps, et qui, à
l'heure de la mort, détachez notre ame de tout ce qu'elle
aimait au monde! ô Dieu qui m'arrachez à ce dernier
moment de ma vie de toutes les choses auxquelles je
me suis attaché et où j'ai mis mon cœur, je vous loue,
mon Dieu, et vous bénirai tous les jours de ma vie de
ce qu'il vous a plu me réduire dans l'incapacité de jouir
des douceurs de la santé et des plaisirs du monde, et
de ce que vous avez anéanti en quelque sorte pour mon
avantage les idoles trompeuses que vous anéantirez effectivement pour la confession des méchants au jour de
votre colère; faites que je me juge moi-même ensuite de
cette destruction que vous avez faite à mon égard, afin
que vous ne me jugiez pas vous-même ensuite de l'en-
tière destruction que vous ferez de ma vie et du monde;
car, comme à l'instant de ma mort je me trouverai
séparé du monde, dénué de toutes choses, seul en
votre présence pour répondre à votre justice de tous les
mouvements de mon cœur, faites que je me considère
en cette maladie comme une espèce de mort, séparé
du monde, dénué de tous les objets de mes attachements, seul en votre présence pour implorer de votre
miséricorde la conversion de mon cœur, et qu'ainsi
j'aie une extrême consolation de ce que vous m'envoyez
maintenant une espèce de mort pour exercer votre miséricorde avant que vous ne m'envoyiez effectivement
la mort pour exercer votre jugement; faites donc, ô
mon Dieu, que, comme vous avez prévenu ma mort,
je prévienne la rigueur de votre sentence, et que je
m'examine moi-même avant votre jugement, pour
trouver miséricorde en votre présence.

Je reconnais, mon Dieu, que mon cœur est tellement
endurci et plein des idées, des soins et des attachements
de ce monde, que la maladie non plus que la santé,
ni vos écritures sacrées, ni votre évangile, ni vos mystères les plus saints, ni les aumônes, ni les mortifi-

cations, ni l'usage des sacrements, ni tous mes efforts, ni ceux de tout le monde ensemble, ne peuvent rien pour commencer ma conversion. Aussi, mon Dieu, c'est à vous seul que je m'adresse ! ouvrez mon cœur, entrez dans cette place rebelle que les vices ont occupée ; entrez-y, Seigneur, comme dans la maison du fort ; mais liez auparavant le puissant ennemi qui la maîtrise, et prenez ensuite les trésors qui y sont cachés ; reprenez-les : c'est un tribut que je vous dois, puisque votre image y est empreinte ; vous l'y aviez formée, Seigneur, au moment de mon baptême, qui est ma seconde naissance ; mais elle est toute effacée ; l'idée du monde y est tellement gravée, que la vôtre n'est plus connaissable. Vous seul avez pu créer mon ame, vous seul pouvez la créer de nouveau ; vous seul avez pu former votre image, vous seul pouvez la reformer et y réimprimer votre portrait effacé.

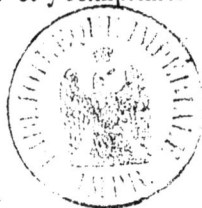

www.ingramcontent.com/pod-product-compliance
Lightning Source LLC
Chambersburg PA
CBHW050537210326
41520CB00012B/2609